# 高效减脂
## 打败
# 停滞期

李姿仪 —————— 著

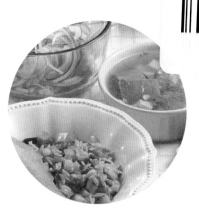

U0216551

中国轻工业出版社

**图书在版编目（CIP）数据**

高效减脂　打败停滞期 / 李姿仪著. —— 北京：中国
轻工业出版社，2021.2

ISBN 978-7-5184-3242-4

Ⅰ . ①高… Ⅱ . ①李… Ⅲ . ①减肥 – 普及读物
Ⅳ . ① R161-49

中国版本图书馆 CIP 数据核字（2020）第 205835 号

责任编辑：付　佳　　责任终审：张乃東　　整体设计：锋尚设计
策划编辑：付　佳　　责任校对：朱燕春　　责任监印：张京华

出版发行：中国轻工业出版社（北京东长安街6号，邮编：100740）

印　　刷：北京博海升彩色印刷有限公司

经　　销：各地新华书店

版　　次：2021年2月第1版第1次印刷

开　　本：710×1000　1/16　印张：12.5

字　　数：200千字

书　　号：ISBN 978-7-5184-3242-4　定价：49.80元

邮购电话：010-65241695

发行电话：010-85119835　传真：85113293

网　　址：http://www.chlip.com.cn

Email：club@chlip.com.cn

如发现图书残缺请与我社邮购联系调换

200686S2X101ZYW

## 减肥七字箴言：
## "少吃、多动、有恒心"

与李姿仪营养师合作经营肥胖门诊已经有7年时间了，我们共同接待了上千位肥胖患者，她是一位很有亲和力，深受患者喜爱与倚重的专业人士。这期间用了各种方法协助有肥胖困扰的朋友，我们试过个人咨询、团体宣教、服用药物、食用代餐、放置胃内水球等各种方法，也都获得了不错的成果。

但减肥容易维持难，再加上减肥期间常碰到的停滞期，是体重管理过程中必须处理的两大难题。姿仪有感于相同问题重复发生，去年某日她跟我说想出一本书，作为处理这些状况的工具书，我大表赞同。创作过程是辛苦的，既要忙于肥胖门诊患者的咨询工作，又要照顾家庭，还要分身当作家。但她效率很高，也很有毅力，居然在年中就要出书了，想必7年来功力积攒，已是肥胖界的"武林高手"，此书所到之处，脂肪细胞势必闻风丧胆，减肥也就不再是难事了！

书中除了在开始说明减肥原理与做法外，第三章阐述减肥不复胖的方法，最重要的是第四章，提供了17种共59餐的突破停滞期的减肥食谱，这对有减肥需求的人来说是非常实用的。

姿仪除了是敦仁诊所专任7年的资深营养师外，也是台湾肥胖研究学会认证的体重管理营养师。我很高兴为其新书写序，希望看书的朋友落实书中的建议，成功减肥不复胖，也祝此书销售长红，造福更多肥胖患者。

减肥七字箴言："少吃、多动、有恒心"。共勉之！

敦仁诊所院长

肥胖研究学会理事长（台湾）

萧敦仁　医师

# 推荐序

当减重进入停滞期时改变饮食方法，
是帮助你回避设定点监督的好途径

肥胖已成为现代人挥之不去的梦魇，许多人就像夏天穿厚袄，身上挂了好多讨厌丑陋的赘肉。然而减肥让医师、营养师与肥胖患者同样受挫，虽然医学进步，但新药如芬芬、诺美婷，都因并发症黯然下市。毕竟，没人愿意为苗条丢了小命。

因此面对肥胖问题，医师、营养师与路人甲的处方常差不多，还是那句老话——"少吃多动"。"少吃多动"可能是全世界最能阐释"知易行难"的话，大白话就是你得靠自己。"少吃"，得对抗人类与生俱来的口腹之欲，通常很难持久；"多动"，则需克服懒惰的人性，且运动消耗热量远不如预期。

然而即使你做到了，体重也掉了，更严峻的考验才开始！那就是人体内捍卫体重的精密保障系统，它一旦侦测出你热量摄取不足，就开始大量释出像饥饿素一类的肥胖激素，一方面让你不自主地大吃大喝，另一方面又通过调控褐色脂肪快速降低你的基础代谢率。于是减重停滞期出现了，体重像溜溜球悄悄回头了，不久复胖，再次增加你失败的减重纪录。

这就是肥胖界有名的"设定点"理论，意思是人的体重像体温一样，身体会想办法维持它不改变。这个理论最大的问题是"果真如此，人们为什么会越来越胖？"所以许多专家认为设定点可能是管瘦不管胖。

那么办呢？最好的办法是通过运动而不是降低热量摄入，这可能是回避设定点监督最好的途径。其次就是李姿仪营养师在本书所倡导的方法：当减重进入停滞期时改变饮食方法。

为什么此种方法会奏效呢？有一部老鹰抓兔的影片，讲的是老鹰抓兔本是"爪到擒来"百发百中的事，没想到野兔竟然有避敌妙策，它耐心等老鹰俯冲快抓到它时，突然180度转向逃走，老鹰下冲速度极快，来不及转向只好顺势再飞起，野兔此时已消失无踪。

目前盛行的减重饮食方法有上百种，人们会挑选一种来减重，但身体会慢慢适应而导致减重效果变差、进入停滞期。此时如果改变方法常能像野兔掉头般产生峰回路转的作用。举例来说，先使用低糖饮食减重，当体重停滞时改用地中海饮食或低蛋白饮食，常会突破天花板再创佳绩。

细读此书，更觉李姿仪营养师的用心，本书所介绍的各种饮食都配有三餐食谱及营养素分配以供读者参考与使用。可以说本书是一本营养专业结合长期临床经验的结晶，是有心减重者不可缺少的减重指导书籍。

真医诊所院长

简志龙　医师

## 体重管理是
## 健康人生必修课

　　每位来门诊寻求营养师帮助的减重个案都有一个共通点，就是"一定要在短时间内瘦下来"，但似乎都忘记了"罗马不是一天造成的"，自己是花了多久时间才变成今天这个样子？！事实上，体重管理就像跷跷板，吃多动少体重就增加，相反，少吃多动就可能会瘦下来。

　　但人体不是机器，多吃一顿大餐并不会马上就显示在体重秤的数值上。其实真正会让人增加体重的，往往都是在"不知不觉中、慢慢累积而来的"。若我们每天只多吃100千卡热量的小饼干却没消耗掉，一整年累积下来，就等于多吃了36500千卡！（注：一个人平均每天维持基本生理功能只需要1200千卡左右的热量），再以7700千卡相当于1千克脂肪来换算，这些每天看似少少的几块饼干或一瓶啤酒，一年后竟然默默地为你贡献了近5千克体重！

　　体重管理，急不得也急不来，因为我们身体太复杂，不是简单的数学题，加加减减，体重、体脂肪就会乖乖地被控制。减重最重要的就是要有一颗耐心和一位能像教练般陪伴你的好营养师。除了提供正确的饮食观念和执行方法，还能制订出最适合你的短期、中期以及长期的体重管理计划。依计划认真执行，按部就班各个击破，遇到问题也有这位专业的好伙伴一起讨论、帮你突破盲点。

　　姿仪营养师将她多年在体重管理、营养饮食上的经验，通过这本书为减重的朋友指引了方向，道出在体重管理这条路上必须知道的各种饮食、运动及营养方法。不仅对于要减重的人有益处，对于协助参与减重的亲友团或医护人员来说，也是不可多得、非常实用的工具书。

芒果社企营养中心执行长

林雅恩　营养师

## 找对既专业又有经验的营养师，
## 才是健康的保障

认识姿仪14年了，当时她正在考营养师执照，而我们在同一家公司任职，我是她的行政管理处处长。而这声处长，一叫14年，这14年来，一路见证她对营养的坚持，永远把患者的健康摆在第一位，永远希望人们的健康来自自然、纯粹的食物。那份对营养的热情没有丝毫减退。

专业让她称职，热情让她杰出。这些年只要一聚会，总听她诉说想出一本书，让大众可以通过简单易行的方法做到体重控制。

减肥是一辈子的事，也是现代人需正视的课题，所以工具书是最方便、最有效的老师。姿仪的书即将加入服务大众的行列，很高兴，总算有一本实战的体重管理的好书，大家不用再乱试、乱吃了。简单轻松照书做，就可以了！

我也即将进入更年期，这一两年瞬间胖了近10千克。最近三四个月找姿仪咨询，我在饮食不改变又没空运动的状态下，只能靠姿仪每天告诉我未来一周应注意哪些食物不可超量，在饮食习惯上稍稍注意。再加上自己每天15分钟的"懒人运动法"加持，我已瘦了4千克。

故找对既专业又有经验的营养师，才是健康的保障！

很高兴可以第一时间拜读姿仪的心血大作。这本书浅显易懂，只要照书做，一定可以拥有健康、美丽的体态！

好书值得分享及推荐。

真医诊所策略长

陈淑敏

## 正确的认知与成功不复胖的体重管理计划

肥胖已成为全球性"流行病",根据世界卫生组织2015年的统计,全球超重的人已超过19亿人,其中6亿人已达肥胖,分别占全球总人口数39%、13%,为1980年2倍以上。肥胖以及肥胖相关疾病,长期增加健康照护支出及医疗成本,为不容忽视的公共卫生议题。台湾地区近年来生活形态逐渐改变,疾病形式也转变为以慢性病为主,而大部分慢性病的发生多与肥胖有关。根据2016年台湾地区十大死因分布显示,第二位心脏疾病,第四位脑血管疾病,第五位糖尿病,第八位高血压性疾病。其中大多与超重和肥胖有关,若能做好体重管理,对于疾病的防治意义重大。

肥胖已成为现代人普遍的健康问题,它会引发代谢综合征,更会显著提高心血管疾病和糖尿病等慢性病的风险。而肥胖的发生与生活形态有很大的相关性,如不当饮食、不良生活习惯(如吸烟、饮酒和运动不足等)。高热量饮食通常与高脂肪和低膳食纤维摄入相关,长期高热量饮食容易造成超重或肥胖。而如今饮食控制已可以替代药物作为控制肥胖相关风险因子的重要一环,进而降低心血管疾病和其他并发症的发生风险。

而治疗肥胖也必须有完整的体重管理计划,除了要减重外,维持理想体重也非常重要。现今减重挑战在于长期的体重维持,不仅仅是针对短期的成效,除了要克服饥饿感、度过停滞期,最大的困难就是复胖的问题。本书作者李姿仪营养师是我们台北医学大学保健营养学系优秀的校友,她在校期间学习认真努力,之后担任临床营养师,有相当丰富的专业经验。本书包括饮食规划、认识六大类食物、突破停滞期等,相信一定可以提供民众正确的认知与成功不复胖的体重管理计划。

台北医学大学保健营养学系副教授

简怡雯

# 自序

在我营养师生涯的13年中，有7年辅导千位以上肥胖个案的经验，观察到减重其实不难，不复胖却很困难，自称"不复胖营养师"，主要就是希望经过我辅导的患者都能不再发胖又健康。减重要想成功，饮食占70%，运动则占30%；大部分来肥胖营养门诊求助专业协助的个案，通常在之前都使用过坊间一些速效的减重方式，例如饮食控制（包括断食）、运动、代餐、宣称减少体脂肪生成的健康食品、减肥保健食品、减肥药和消脂茶、推脂、减肥手术、埋线针灸等。

但为何在短期内有效，停用后3个月、半年甚至1年后还是会复胖呢？这些所谓的速效减肥法为何没办法根治肥胖？根本原因在于各种引起肥胖的行为尚未成功纠正。怎么说呢？造成肥胖的原因，除了激素紊乱（如生长激素、甲状腺激素、性激素）之外，最主要还是在于错误的食物选择。减掉5%~10%的体重，健康稍微改善，就认为自己已是吃不胖的体质了，慢慢对高热量食物失去戒心，殊不知所选择的食物又慢慢回到高糖、高脂。人类是健忘的，要改变多年来养成肥胖的饮食习惯确实困难，所以需要有一个可以检视自己生活形态、强化健康信念、促进改变的环境与氛围，才容易养成不易发胖的体质。

我也不是天生的瘦子，我也胖过，在此分享我自身的减肥故事，减重时间为9个月，减重成果是体重从63千克减至47千克。

我身高158厘米，7年前产后63千克，BMI 25，已经超重，那时我就想制订一个不复胖的减重计划，设定最终体重目标为48千克。因为自己了解生理学和营养学，交替运用各种饮食策略，开始时先用一天一次的餐包来控制热量，后期以传统均衡、低热量的饮食加上运动等行为修正。我知道唯有耐心执行才能看到成果，所以当时不求快速，花了约9个月的时间才从63千克减到47千克（共减了16千克）。当时体重虽达标，免疫力却变差了，几乎每个月会感冒一次，所以上修自己的体重至49千克，让营养更均衡丰富，同时也加强运动，从原先一周2～3次的快走，增加至每天30分钟的快走，以此调节免疫力。直到今天，我仍坚持执行饮食与运动管理，这六七年下来体重一直维持在49～50千克，感冒次数也明显下降，纵使感冒，病程也缩短了。

我的经验是，要100%成功减肥，首先必须要有一个强烈想瘦的理由以及饮食与运动的管理，只要坚持就会看到成果。

希望能借由本书的出版协助每位读者成功减重不复胖。我能，相信你们一定也能，别想太多，跟着书做就对了。

不复胖营养师

李萓米 Lia

# 目 录

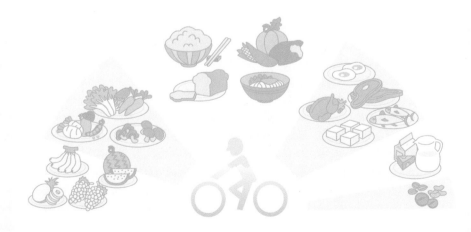

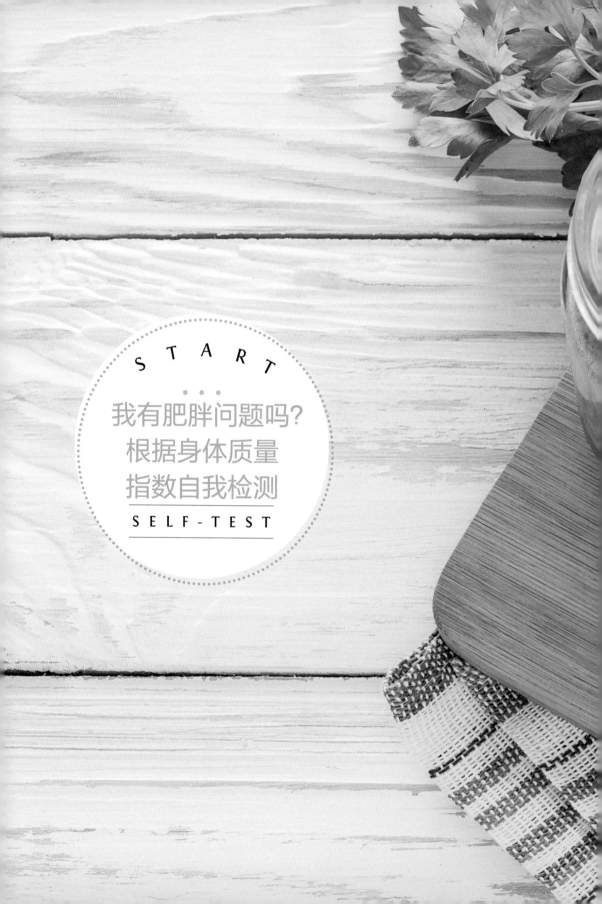

START

· · ·

我有肥胖问题吗？
根据身体质量
指数自我检测

SELF-TEST

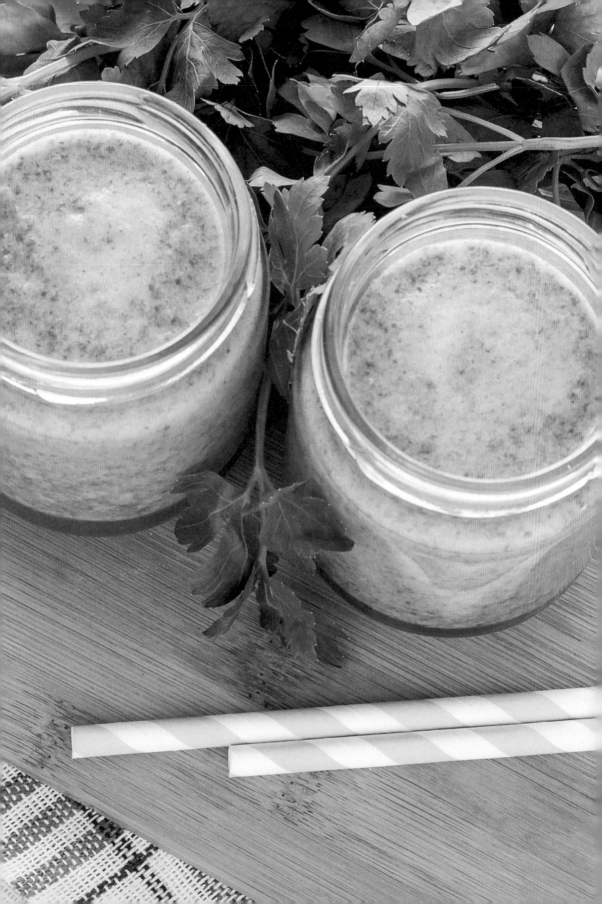

# 减重，
## 三个数字很重要

・・・

什么才是胖？怎样才叫"胖"？我是不是真的太胖了？我们可以从医学角度来说明。

【肥胖的定义】每个人都需要知道三个专属自己的健康指数：

① 身体质量指数（BMI）：我的BMI = _____

② 体脂率：_____%

③ 腰围：我的腰围_____厘米

## 身体质量指数（BMI）

世界卫生组织建议以身体质量指数（Body Mass Index，BMI）来衡量肥胖程度，其计算方法是体重（千克）除以身高（米）的平方。亚洲人BMI应维持在18.5~24，太瘦、太胖皆有碍健康。研究显示，超重或肥胖容易引起糖尿病、心血管疾病、恶性肿瘤（包括乳腺癌、子宫内膜癌、食管癌、直肠癌、胰腺癌、肾癌及前列腺癌等）。其中如直肠癌，肥胖者发生率比瘦人高，不仅如此，第二、三期的患者在化疗时，肥胖者的复发率与死亡率都较正常体重者要高。而过瘦，则会引起营养不良、骨质疏松、猝死等健康问题。

$$BMI = \frac{\text{体重（千克）}}{\text{身高的平方（米}^2\text{）}}$$

|  | 身体质量指数（BMI） | 腰围（厘米） |
|---|---|---|
| 体重过轻 | BMI＜18.5 | — |
| 正常范围 | 18.5≤BMI＜24 | — |
| 异常范围 | 过重：24≤BMI＜28<br>轻度肥胖：28≤BMI＜30<br>中度肥胖：30≤BMI＜35<br>重度肥胖：BMI≥35 | 男性：≥90厘米<br>女性：≥80厘米 |

## 体脂率

　　体脂率，又称体脂百分比、体脂肪率，是指身体脂肪含量占总体重的百分比。一般而言，女性的必需脂肪比例会比男性高，因为女性需要生育、哺乳以及分泌激素来调节身体功能。储存的脂肪由脂肪组织内所积累的脂肪组成，其中部分位于胸腔及腹部，用以保护身体的内脏。一般认为男性体脂率＞25%、女性体脂率＞30%则可诊断为肥胖。体脂率可通过以下公式计算：

$$体脂率（\%）＝1.2×BMI＋0.23×年龄－5.4－10.8×性别$$

（"性别"男性取值为1，女性取值为0）

| 体脂率参考范围 | 标准 | | 肥胖 |
|---|---|---|---|
| 男性 | 18~30岁<br>14%~20% | 30岁以上<br>17%~23% | ≥25% |
| 女性 | 18~30岁<br>17%~24% | 30岁以上<br>20%~27% | ≥30% |

　　即使体重维持在相同的水平，随着年龄的增长，体脂率也会增长。

## 腰围

男性腰围大于90厘米、女性腰围大于80厘米，为中心性肥胖必要的诊断标准，其中腰围的标准，依各种族不同而略有不同（但很多地区/种族的腰围标准仍未完全确定）。亚洲地区的腰围，肥胖标准日本建议为男性≥85厘米、女性≥90厘米，而中国台湾地区为男性≥90厘米，女性≥80厘米。台湾健康管理部门最为有名的口号就是"腰围八九十，健康常维持"。

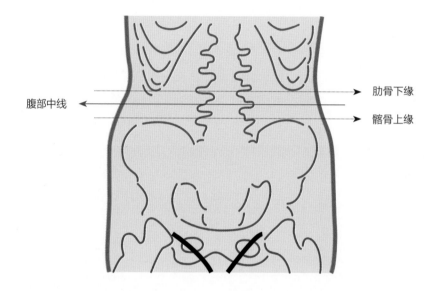

① 除去腰部覆盖衣物，轻松站立，双手自然下垂。
② 皮尺绕过腰部，调整皮尺高度在左右两侧髂骨上缘、肋骨下缘的中间点，并让皮尺与地面保持水平，紧贴而不挤压皮肤。
③ 在吐气结束时，量取腰围。

| 腰围肥胖判定标准 | |
|---|---|
| 男性 | ≥90厘米 |
| 女性 | ≥80厘米 |

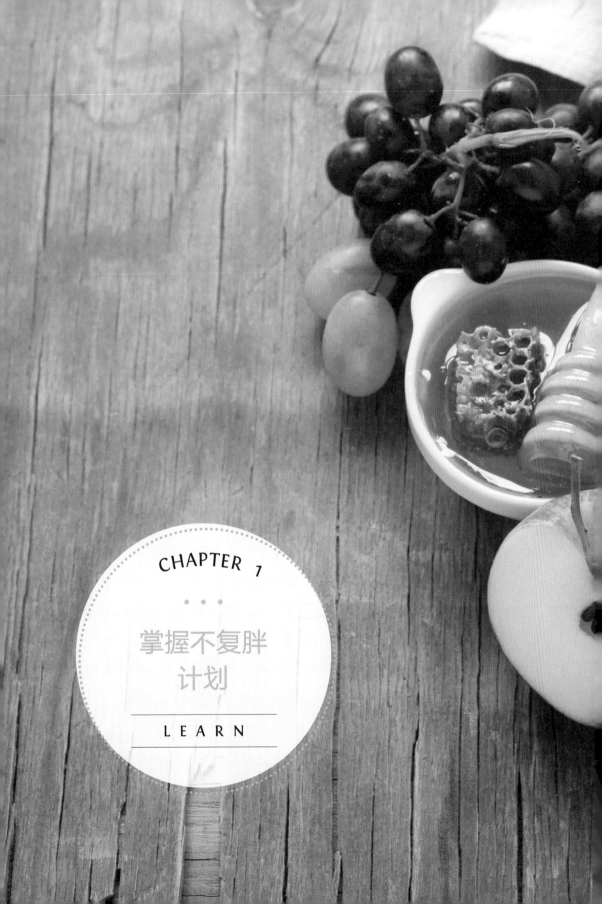

CHAPTER 1

· · ·

掌握不复胖
计划

LEARN

# 最夯的不复胖计划
## ——行为减肥法

· · ·

想在短期看到体重的变化，得从了解
自己每天需要吃多少热量开始，再将身体应
该获取的营养素平均分配在饮食里，若没有
内分泌紊乱问题，一般来说只要摄入的热量
比身体所需要的热量少就会变瘦。而要保持
减肥不复胖，最有效的方法除了饮食、运
动，就是行为减重计划（behavioral weight
loss program）。于1970年，行为改变方
式开始应用在肥胖治疗上，而且在最近30年逐渐成熟。

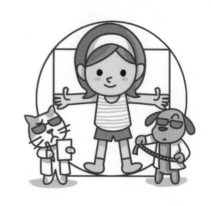

行为减重计划内容以改变饮食习惯及增加身体活动为主，为期18周，以小
团体形式执行，15～20人参与，由各领域专家带领，通常包括前6周每周1次聚
会，接下来6～12周每两周1次聚会，第12～18周则是采取每两周或每月聚会1
次。行为减重计划的设计是每周减重0.5～1千克，不建议快速减重。为了达到这
一目标，体重低于90千克的人群，建议每天摄取1200～1500千卡的热量；体重
超过90千克的人群，建议每天摄取1500～1800千卡的热量。参与行为减重计划
的饮食种类不限，但仍鼓励减肥者摄取低脂饮食，符合均衡饮食原则。故要成功
减重，应先通过记录来了解自己的生活作息、饮食喜好等，再与专家共同讨论，
制订一套属于自己的短期、中期、长期的减重计划。

从饮食的自我检视、体重记录曲线、良好饮食习惯与原则、突破减重停滞期
过程的压力与阻碍、增加身体热量消耗到最终维持理想体重，这些最佳的短期、中
期和长期减重效果，在过程中都必须要有认知行为改变技巧才能成功瘦身不复胖。

不复胖的减肥计划是1975年由美国布朗大学发展出的，叫作LEARN减肥法，
这个英文缩写是由几个字母组合而来：L（Lifestyle）生活方式，E（Exercise）运
动，A（Attitude）态度，R（Relationship）关系，N（Nutrition）营养。当体重失

控时就重新想一下这五个方面哪个环节出了问题，只要静下心来检视自己，重新出发，体重就可以轻松地再次被你自己所掌控。

以下就从不复胖减肥法的五个方面逐一说明。

## 生活方式（Lifestyle）

我们一直想减重，也非常清楚肥胖与自身的饮食习惯及生活方式有非常大的关系。但聚餐，三餐不规律，晚餐很晚吃，回到家里总吃剩菜、零食、啤酒、炸鸡、薯条，经常在外就餐……就会导致瘦不下来。我们可以在睡前花5分钟来问问自己以下问题：

- 今天量体重了吗？减了多少千克呢？为何体重没减呢？
- 今天照镜子了吗？有没有对现在的自己感到满意呢？
- 今天有没有出现不饿也吃的状况呢？
- 嘴馋或想吃点心时都吃了些什么？有没有利用水果、坚果、牛奶或豆浆来取代精致的糕点呢？
- 今天餐前有没有喝500毫升白开水？
- 今天吃东西时有没有每口咀嚼20下？
- 今天吃肉时有去皮吗？
- 今天吃的食物是焯过水再吃吗？
- 今天吃东西之前的感觉是什么呢？
- 今天吃完东西之后有什么样的感觉呢？
- 今天吃东西的时候专心吗？
- 今天是在固定地方吃东西的吗？
- 今天买东西之前有没有列好采购清单呢？
- 今天有没有买过多的食物？
- 今天晚餐会不会吃太饱了呢？
- 今天睡前3~4小时还吃东西了吗？
- 今天排大便了吗？

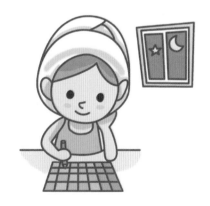

● 今天喝足够的水了吗？

● _____

## 运动（Exercise）

想成功减重，虽然饮食占70%，运动占30%，且做运动不一定能减肥，但减肥一定要搭配运动。因为有研究表明，运动过程在24小时内虽然不会增加脂肪燃烧，不过运动能促进肌糖原和脂肪的利用，导致身体能源储存下降，身体需要大量的碳源，进而造成肌肉比脂肪组织更有竞争力，使得饭后能量资源更多地分配给肌肉组织，以此达到减脂增肌的效果。由于脂肪燃烧需要氧气，因此长久以来有氧运动被认为比无氧运动更有利于减脂。这个猜测与科学证据刚好相反，事实是当有氧运动与无氧运动在消耗相同热量下，高强度间歇训练（HIIT）远比有氧运动减脂效果好。

关于减肥运动的建议量，有专家给出以下几点：

① 减少慢性病发生率的建议量是每天至少30分钟的中等强度运动，心跳应达最大心跳强度的60%～80%。

② 减肥或维持体重的建议量是每天60分钟的中等到高强度的运动。

③ 减肥后体重维持或复胖需继续减肥者，每天应做60～90分钟中等到高强度的运动。

运动可以减轻体重，但效果仍然没有饮食控制来得好，不过运动可以降低体脂、降低肌肉流失、避免新陈代谢率下降、降低心脏血管的危险因子、降低骨质流失、降低直肠癌、延缓老化，而且是唯一可以避免复胖的方法。

美国科学家发现，运动后立即补充食物有较好的增肌效果，建议用餐时间在运动20～60分钟前后，但是运动后2～3小时再用餐，会使得减脂效果归零。同时要避免用餐后立马跑步，因为这样做会影响消化而造成不适，但飞

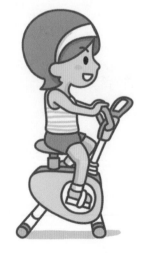

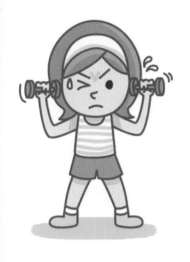

轮、脚踏车与力量训练不会受到太大影响。由于运动刚结束时，肌肉有优先选择权，是最容易吸收养分、合成肌肉的时候，运动后尽快补充一些碳水化合物以及肌肉生长所需的蛋白质，能修复受损组织，且不易转变成体脂肪。由于胰岛素能促进肌肉修复与生成，因此，长肌肉不是光有蛋白质就行，还需要适当的碳水化合物来诱发胰岛素的分泌。整体来说，运动后补充营养的比例为碳水化合物：蛋白质＝（3~4）：1。

运动后的饮食建议为300千卡的食物组合，例如一个饭团＋一瓶无糖豆浆，或4个小笼包＋半杯豆浆，或半个馒头＋一杯豆浆，或半个肉包＋半杯牛奶，或5个水饺＋一碗蛋花汤，或一个馒头夹蛋+低脂巧克力牛奶或水果酸奶或低糖豆浆。

但为什么运动了，还是瘦不下来呢？可以在晚上睡前花一点时间来问问自己：

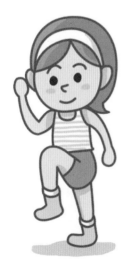

- 我运动的原因是什么？为什么我要运动？

  _____

- 运动对自己有什么好处？

  _____

- 今天运动30分钟以上了吗？时间足够吗？

  _____

- 今天运动强度足够吗？

  _____

- 我还可以做什么样的努力和调整呢？

  _____

- 我明天要做什么运动？

  _____

## 态度（Attitude）

信念影响态度，态度决定能力，心中要改变的信念是决定减重成功与否的关键，因为行为呈现往往都是我们内在经验的结果。保持乐观、积极的态度，每天微笑面对任何人、事、物，每天给自己信心，是成功减重的必要条件。另外，应酬、节假日时要避免大吃大喝，要计划性进食，预先计划在这些时候自己吃什么，可以先吃些低热量、易饱腹的食物，再去应酬，不要空着肚子去面对这些诱惑，易胖食物及空热量食物能避免就尽量避免，吃的速度再慢一点，夹菜的速度再慢一点，分散对食物的注意力。当你有很强的减肥动机，就能控制自己的食欲，下意识会选择一份对自己最有利的食物，也不会随便找借口不去运动。但人性是好逸恶劳的，往往热情只有三分钟，就容易被外在诱惑击垮，要延续这么强的减肥动机与信念，需要不时强化内在的明确想法与减肥初衷，才能慢慢改变行为；需要经常思考：我拥有什么，我要什么，我欠缺什么，我能做什么，我能如何更好。最难的是，我们常常遗忘这些问题，内心又不知道或不愿意放弃什么，只有经常强化内在动机，才是决定想要的东西能否真正实现的关键。没有任何一个人不放弃任何事物就能得到一切美好，舍得舍得，总是有舍才会有得。

当你自觉减重动机薄弱时，可以闭上双眼，想象自己在一片安静的森林里，躺在草地上被一束金色的光照着，你看到你身上的这些赘肉，看到自己带着这些赘肉造成走路喘、睡不好、体检报告"满江红"、个性变得非常急躁、容易发脾气、抗挫折力变得非常差，看到自己心爱的人因为自己身上的赘肉离自己远去，生活变得一团糟，然后问问自己这是自己想要的人生吗？

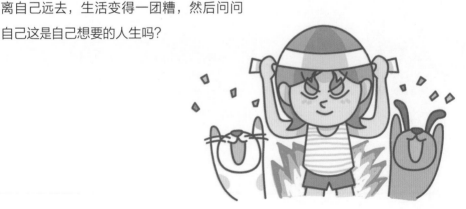

以下几个问题可以帮你强化减肥动机：

- 我5年后要过什么样的生活？
- 我"要"什么，我能为自己做什么改变，以实现5年后的愿望？
- 我还"有"什么，我可以为自己做哪些努力？
- 我"能"放弃什么？为何不能放弃高糖、高油的食物？
- 什么事情阻碍我减重？我该怎么面对呢？
- 想象一下在浴室中照镜子，对自己的身形满意吗？
- 想象穿上小一号的衣服有什么感觉？
- 每周要减几千克，对自己才有交代呢？
- 多久之后我才能看起来更苗条呢？
- 减肥成功后有什么好处呢？
- 想吃东西时怎么克服欲望呢？
- 我明天要做到的一个目标：_____

## 关系（Relationship）

当你下定决心要减肥时，当下就要集结家人、朋友与专业的力量，成群结队，创造一个被检视的环境，减肥才会成功。关系的建立以及团体支持是成功不复胖的关键之一。减肥有同伴时，可以激励彼此的动机和效率，当减重过程遇到瓶颈或做不好想放弃的时候，可以有商量的对象。同伴了解你的体重问题，适时鼓励你、帮助你，陪你运动、购物，有助于彼此养成良好的饮食、运动等生活习惯。否则靠一个人孤军奋战，一遇到挫折就容易放弃，永远也减不了肥，更别说维持不复胖的身材了。还需要说明的是，当你的家人在减肥时，千万不要用过于严苛的态度来对待正在努力减肥的人，多倾听、多鼓励，用礼貌而坚定的眼神来肯定他的努力，用轻松愉快的态度来陪伴与支持他，共同计划一些有趣的活动，例如户外爬山、健走、骑行、快走等，更好地帮助他。

想一想身边能帮助你减肥成功的关系有哪些？赶快找出来，来帮助你达到减肥目标。

- 父亲：_____
- 母亲：_____
- 兄弟：_____
- 姊妹：_____
- 同学：_____
- 好朋友：_____
- 医师：_____
- 营养师：_____
- 运动教练：_____
- 其他：_____

## 营养（Nutrition）

　　减肥就像是玩跷跷板，只要进食量跟消耗量达到平衡，体重就会控制在正常范围内，而身体只要吃多了以致热量消耗不掉，就会造成体重增加。要让体重减轻就必须少吃，但是要如何少吃又不失营养，如何从各类食物中挑选能吃的分量与种类，怎么吃才营养又均衡？想弄明白这些，就必须清楚如何调配饮食及调整热量，才能减重而不减健康，达到预防疾病的保健目的。在减重期间我们要学会基础的营养学（包括饮食与热量的关系），减重饮食以及养成良好的饮食习惯。每天睡前5分钟想一下自己今天的饮食状况是否符合健康减重的原则。

- 今天喝足够的水了吗？
- 今天六大类食物吃够了吗？还缺少哪一类？
- 用餐顺序是先喝水、吃蔬菜，再吃蛋白质类食物，最后吃主食（淀粉类食物）吗？
- 一盘食物中半盘是蔬菜，1/4盘是豆类、鱼类，1/4盘是全谷类吗？达到50%碳水化合物、20%蛋白质、30%脂肪的分配比例了吗？
- 今天喝含糖饮料了吗？
- 今天吃油炸、油煎、炭烤食物了吗？

- 今天吃的蔬菜量达到3碗以上了吗？

- 今天吃的水果量达到营养师的建议量了吗？

- 今天喝低脂牛奶了吗？

- 今天的咖啡加糖及咖啡伴侣了吗？

每天早上告诉自己"今天又是美好的一天"，问问自己今天要如何执行"LEARN"，可以做哪些改变。只要将这些思考和决定随时随地应用于日常生活中，要掌控自己的体重就是件轻而易举的事。

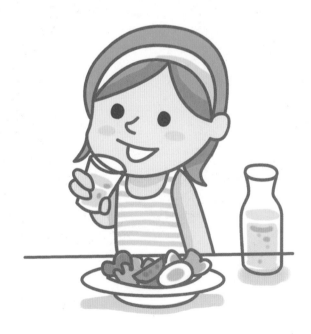

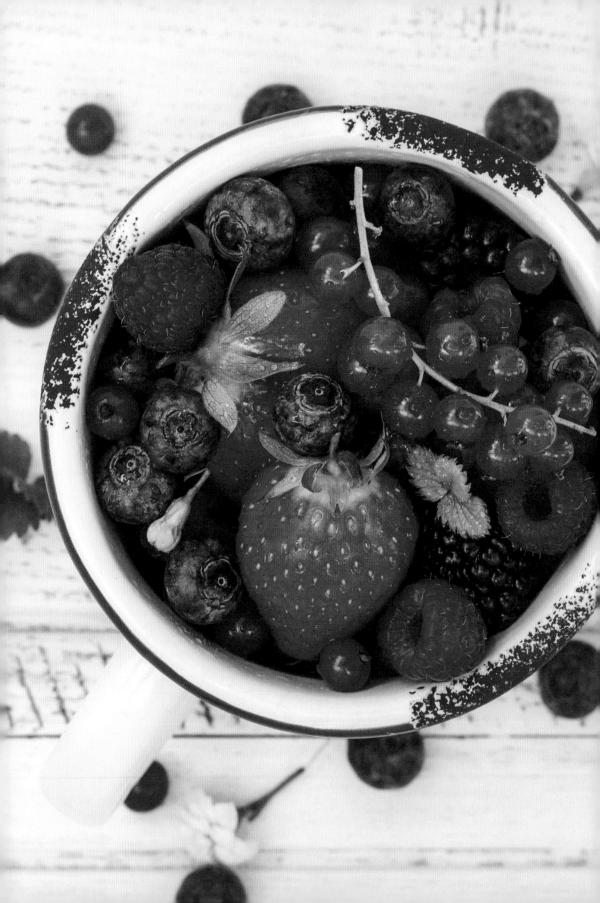

## CHAPTER 2

减肥饮食
大攻略

DIET

# 想要瘦，先得
## 了解自己的脂肪堆积类型

· · ·

　　了解了三个身体健康指数后，在规划减肥饮食之前，必须先知道自己的健康体重，根据肥胖的定义，只要BMI≥28，就视为肥胖。肥胖的原因排除原发性肥胖，通常为热量摄取多于身体消耗，日积月累转换为顽固脂肪，因此每天吃进的食物分量相当重要。

　　事实上健康体重不是一个数字而是一个范围，也就是理想体重±10%都算健康体重。例如：一位身高160厘米，体重80千克的成年女性，她的理想体重为56千克 [ 理想体重=身高$^2$（米）×22，即1.6×1.6×22 ]，健康体重为51~62千克，也就是说她的体重只要在这个范围内都算健康。但是减重过程不能只看体重值，更重要的是身体的脂肪比例即体脂率。

　　肥胖者在脂肪分布上通常分为内脏脂肪与皮下脂肪两大类，作为肥胖治疗的方向。层层脂肪对健康危害极大，一般内脏脂肪大于5厘米者，可能是腹腔内脏脂肪堆积，导致胰岛素抵抗及血中胰岛素增高，进而引发代谢综合征，最终导致高血压、糖尿病及心血管疾病等不可逆的疾病。皮下脂肪大于4厘米者，通常是自幼肥胖细胞数目分裂较多，在外观上较不令人满意的同时也较难以消除，对外在形象影响较大，但对健康危害较小。若要确切知道自己属于哪一类型的脂肪堆积，必须找肥胖专科医师做腹部彩超，才能分析出体内脂肪分布状况，此时再进行减重计划才会事半功倍。

　　以下这些身体形态是在我临床上观察到的，大家可自行检视自己身体脂肪堆积部位，再经由饮食调理以改善不满意的身形。相信只要有恒心、毅力，愿意改变，瘦身一定会成功。

## 脂肪多堆积在腹部

 外形

没有腰身、肚子胖，但下肢可能偏瘦，视觉上看起来腹部以上肥胖，称为苹果形或中广形身材。多见于中年男性以及更年期或绝经后女性（由于雌激素分泌少，脂肪分布由大腿外侧移至腹部）。

**原因**　临床观察到这类型肥胖患者的饮食习惯是嗜肉、爱油、吃饭喜欢拌肉汁。人体重要内脏皆集中在腹腔，因此腹部肥胖的人脂肪堆积的形态是内脏型肥胖，易产生代谢问题、"三高"等慢性病。相较于皮下脂肪肥厚造成的肥胖，这类型的肥胖对身体健康的危害较大。

**饮食调理**　避免煎、炸、烤、烧、炒等食物，尽量选择低脂食物，例如鸡胸肉、里脊肉，少吃红肉，少喝酒。更年期女性平时应适量摄取豆制品或山药这些类雌激素食物。

**运动调理**　运动方面，苹果形肥胖患者的心肺功能较差，应增加有氧运动的比例。

## 脂肪多堆积在腰部以下

**外形**　上肢纤细，下半身肥胖，皮下脂肪堆积在臀部、大腿，造成下腹凸出、腿粗。

**原因**　临床观察到这类型肥胖患者的习惯是喜欢静坐不动（多为办公室职员），平常不爱运动，不爱吃正餐，却爱吃甜点、零食或是重口味、单调的食物，例如卤味、方便面、牛肉面、烩饭。

**饮食调理**　减少重口味与精制糖，三餐正常吃，并以谷薯类食物取代精制淀粉，忌"三白"（白糖、白米、白面）；少吃加工食品或小体积高热量的食物，例如煎饺、丸子。

**运动调理**　运动方面，除了利用有氧运动促进全身燃脂，更要着重局部肌力训练，每周至少3天，每次做10~15分钟重量训练、肌耐力训练，增加肌肉组织，以利身体代谢。

## 下半身水肿

**外形** | 下肢容易水肿，按压小腿时，肌肉复原的速度慢，全身肌肉松软。

**原因** | 临床观察发现这类型肥胖患者大多跟体内激素变化有关，尤其是女性经期前后影响最明显，这类型肥胖患者的饮食习惯是平常嗜吃甜食、蛋白质摄取不足、喜欢重口味和油炸物，造成体内水分滞留且不易排出。经常久坐，有时伴有肾功能异常、内分泌异常等。

**饮食调理** | 避开寒凉性食材，清淡饮食，控制盐摄入量，少吃加工食品，因为会诱发内分泌紊乱。可多选择豆、鱼、肉、蛋等优质蛋白质食物以及富含植物化学物的食物。食材上可吃一些含钾丰富的食物，例如：

① 蔬菜类：莲藕、荸荠、南瓜、山药、胡萝卜、油菜、小油菜、圆白菜、菠菜、茼蒿、红苋菜、苋菜、野苦瓜、芹菜、空心菜、香椿、罗勒、牛蒡、芦笋、红薯叶、苜蓿芽、草菇、金针菇、猴头菇等。

② 水果类：黑枣、红枣、番荔枝（释迦）、芭蕉、美浓瓜、香蕉、猕猴桃、桂圆、香瓜、木瓜、樱桃、西番莲（百香果）、石榴、哈密瓜、玫瑰桃等。但要注意水果中糖含量较高，容易转化为脂肪堆积体内，减重期间一天建议水果量不超过200克。

**运动调理** | 避免久坐，运动方面以加强下半身肌肉锻炼，多做抬腿、深蹲等动作以塑造局部线条。

## 胖瘦子

**外形** | 看起来瘦瘦的，BMI值也符合标准，体脂却高于标准值（男性体脂率大于25%，女性体脂率大于30%），肌肉不多，属于隐形肥胖。

**原因** 临床观察到这类型肥胖患者大多不爱吃蔬果，但爱吃高热量、高脂、高盐的食物，或是压力大引发暴饮暴食，不爱运动，肠胃蠕动差、消化不良，排便不顺，隐藏的脂肪在体内堆积，容易罹患"三高"或心血管疾病。

**饮食调理** 饮食上要多喝水且要慢慢喝，同时要吃高纤食物，例如燕麦、糙米、大麦、全麦面包、豆类、蔬菜以及适量水果。同时要改变吃东西的顺序，首先喝一杯500毫升的白开水，接下来吃五颜六色的蔬菜，再吃蛋白质类食物，最后再吃淀粉类食物。吃水果的时间尽量跟正餐错开，可作为加餐，若嘴馋，可另吃三四颗坚果以增加不饱和脂肪酸的摄取，有助于脂肪代谢。睡前喝一杯低脂奶，有助舒缓压力，避免压力性进食。

**运动调理** 要改善瘦胖子的身形必须动起来，增加活动的频率及要达到足够运动强度，才是对抗瘦胖子的不二法门。

## 脂肪均匀堆积在全身

**外形** 这类型肥胖患者通常从小就胖，典型肉嘟嘟的身材，全身肌肉松软，摸起来像厚海绵，身形几乎没有曲线。

**原因** 临床观察到这类型患者多数吃太多热量密度高的食物，例如冰品、冷饮、炸物，尤其很多患有"糖瘾症"而不自知，仿佛被糖绑架。加上不爱运动或根本不动，基础代谢低，血液循环差，热量消耗不掉，转化成脂肪堆积在体内。

**饮食调理** 也许吃糖当下会让人快乐50分钟，之后却会让人忧郁5天。故对有糖瘾的人来说，要立刻戒糖、戒饮料并不容易，可以先从减少吃这类食物的频率或量来调整，先满足心理层面，戒糖更容易成功。当想吃禁忌食物时，先允许自己吃想吃的东西，专心进食、细嚼慢咽的同时要觉察身体对食物的反应，以及问问自己下次要如何面对它。一定要找出你与食物的联结，才能与它共处。吃东西时也可以选择需要多次咀嚼的食物，例如选择带骨头的大块肉类、鱼刺较多的鱼类或需剥壳的坚果等。并采取自我暗示法，例如"这个食物好难吃""我吃这个又要变胖了""吃这个好恶心、不舒服"，或者让潜意识接受正向信息，例如"运动让我变年轻""吃蔬果让我更有活力""多喝水可以提高代谢"。当潜意识接受这些信息后，会逐渐影响你选择食物的行为，让人减少热量摄取，减轻体重。

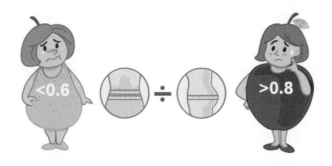

## 有效减重
## 不复胖模式
· · · ·

明白自己的健康体重与理想体重之后，接着就可以利用公式来计算自己一天应该吃多少热量。减肥时的每日总热量＝实际体重×21千卡。当计算出一天总热量后，就可依下列食物分配表来摄取每日应该吃的食物分量。当一日三餐分量控制好，我们吃进身体的热量就不会超过一天所需。

**减重初期一天食物分量该怎么吃**

| 食物分类 | 每日总热量/分量分配 | | | | | | | | |
|---|---|---|---|---|---|---|---|---|---|
| | 1200千卡 | 1400千卡 | 1600千卡 | 1800千卡 | 2000千卡 | 2200千卡 | 2400千卡 | 2600千卡 | 2800千卡 |
| 谷薯类 | 6份 | 8份 | 10份 | 12份 | 12份 | 14份 | 15份 | 16份 | 18份 |
| 奶类 | 1.5杯 | 1.5杯 | 1.5杯 | 1.5杯 | 1.5杯 | 1.5杯 | 5杯 | 2杯 | 2杯 |
| 豆、鱼、肉、蛋类 | 3份 | 4份 | 4.5份 | 5份 | 6份 | 6份 | 7份 | 8份 | 8份 |
| 蔬菜类 | 3份 | 3份 | 3份 | 3份 | 4份 | 4份 | 5份 | 5份 | 5份 |
| 水果类 | 2份 | 2份 | 2份 | 2份 | 3份 | 3.5份 | 4份 | 4份 | 4份 |
| 油脂类 | 4份 | 4份 | 5份 | 5份 | 6份 | 6份 | 6份 | 7份 | 8份 |

资料来源：台湾卫生管理部门（2011）

**减肥期应该吃的食物分量**

| 分量 | 谷薯类 | 豆、鱼、肉、蛋类 | 蔬菜类 | 奶类 | 水果类 | 油脂类 |
|---|---|---|---|---|---|---|
| 每日 | | | | | | |
| 第一餐 | | | | | | |
| 第二餐 | | | | | | |
| 第三餐 | | | | | | |

# 当减肥
# 遇到饥饿时

· · · ·

　　减肥一开始按照分量吃，有的人会不习惯，经常会有饥饿感，这时若不解决饥饿问题，很容易放弃。要创造饱足感其实有个小诀窍——"先饮后食"，饭前可先喝一杯500毫升的凉白开。研究显示，在同样低热量饮食控制下（男性约

1500千卡/天，女性约1200千卡/天），实验组每天三餐进食低热量餐，但餐前30分钟先喝500毫升的水，在回肠的食糜就会发送信号给大脑，刺激饱食中枢产生饱足感，减少我们的进食量；对照组则只有每天三餐吃低热量餐，餐前未多喝水。实验为期12周，结果显示实验组比对照组多减了约2千克体重，且减重效果明显优于对照组。喝完水后选择天然未加工的均衡饮食，低脂、非油炸，再细嚼慢咽地吃，更重要的是平时不吃不健康的零食（包括甜点）。世界卫生组织在2015年建议游离糖摄取量应低于总热量10%；并建议各国在经过社会各界讨论有共识下，将游离糖摄取量降至总热量的5%。

以体重60千克的轻体力活动者，每日所需热量约1800千卡，每日游离糖的热量不超过总热量5%计算，相当于不超过90千卡，即22.5克糖（4～5颗方糖，每颗方糖含5克糖，每克糖可产生4千卡热量）。但一般一杯全糖手摇饮料约含12颗方糖，是减肥杀手。故当饥饿时可吃一份水果、坚果或喝杯500毫升的白开水，再来瓶无糖豆浆或1个煮鸡蛋等蛋白质类的食物充饥，正餐时间先吃蔬菜，再吃蛋白质类食物，最后再吃碳水化合物类食物，这样的用餐顺序更有助于减脂。当然，每餐吃的量不能超过八成饱，且睡前3小时不进食，为减肥饮食最高原则。

# 有效运动
## 加快减肥速度
· · · ·

当饮食调节好之后，若能再搭配足够的运动量，通常8周就会减5%～10%的体重，但是怎么开始运动呢？

运动强度的测量通常有几种方式，包括运动时摄氧量的高低、运动自觉量表的测定以及心率的测量。其中，心率的测量是最简便可行的，适合一般人作为运动强度判定的方法。先计算出个人的每分钟最大心率，它的计算公式是220减去年龄，例如你的年龄是20岁，那你的最大心率就是200次/分（220-20=200）。

一般，维持身材与健康的有氧运动，所需要的运动中高强度应维持最大心率的60%~85%。如何正确测量这一心率呢？是在运动马上停止时，测量颈动脉脉搏的次数，因为运动过后心脏搏出的大量血液首先通过颈动脉，再输送至全身各处，因此颈动脉的搏动相当明显，最适合测量。此外，测量的时间必须是10秒或15秒，然后将测量的次数乘以6（10秒）或4（15秒），因为如果测量1分钟，后期可能因为休息而出现脉搏次数降低，造成测量误差。若以心率区分运动强度，应稍高于计算出来的强度。

低强度的心率：（220－年龄）×50%；中强度的心率：（220－年龄）×65%；高强度的心率：（220－年龄）×80%。有效的减脂运动，强度是关键，必须达到有效强度与时间才容易代谢脂肪、降低体脂率。

培养长期运动的习惯，摄取均衡的六大类食物，就能养出吃不胖的体质。

# 如何提高代谢率

· · ·

为什么我运动了却仍然瘦不下来？首先要了解，身体每天消耗的热量来自于：

## 1 基础代谢率（BMR）

基础代谢率（BMR）是指：人体在安静状态下（通常为静卧状态）消耗的最低热量，也就是说身体为维持基本的生理功能，呼吸、心跳、体温、内脏运作等会消耗的热量，占身体每天耗掉的热量的最大比率，60%~70%。那么，如何计算自己的基础代谢率呢？美国运动医学学会提供了以下公式：

BMR（男）=[13.7×体重（千克）] + [5.0×身高（厘米）]－（6.8×年龄）+66
BMR（女）=[9.6×体重（千克）] + [1.8×身高（厘米）]－（4.7×年龄）+655

| 各年龄的基础代谢率（BMR） | | |
|---|---|---|
| 年龄（岁） | 男性（千卡/千克/分） | 女性（千卡/千克/分） |
| 7~9 | 0.0295 | 0.0279 |
| 10~12 | 0.0244 | 0.0231 |
| 13~15 | 0.0205 | 0.0194 |
| 16~19 | 0.0183 | 0.0168 |
| 20~24 | 0.0167 | 0.0162 |
| 25~34 | 0.0159 | 0.0153 |
| 35~54 | 0.0154 | 0.0147 |
| 55~69 | 0.0151 | 0.0144 |
| 70~ | 0.0145 | 0.0144 |

　　人体营养需求包括适当的热量以及必需营养素，这些都必须从日常饮食中摄取足量，才不致发生营养失衡，但过量摄取亦是不健康的状态。可根据活动量、年龄计算所需热量，每人每天每千克体重需要27~32千卡热量。最理想的热量摄取如下：男性为1400~1600千卡；女性为1200~1400千卡；老人为1000~1200千卡。

　　人体热量消耗占最大的部分还是来自基础代谢，而基础代谢率跟身体的肌肉量成正比。过了30岁，每年肌肉量流失0.5%~1%，50岁之后每年肌肉量流失3%，基础代谢率的高低会随着年龄的增长而逐渐下降。40岁之后中年发福，身材更不容易维持，这跟基础代谢下降有关。因此提升基础代谢率对维持体态年轻和身体健康有很大的好处。

　　体内影响基础代谢率上升的激素有甲状腺激素、生长激素、肾上腺素；其他激素如胆囊收缩素、胰高血糖素样肽-1、胰岛素、淀粉素等，另外胃部会分泌饥饿素，也与食欲调控有关。这些激素、周围神经及大脑皮层刺激等信息可经由血液循环运送至脑部，经过下丘脑神经元整合，如果饱食信号强过饥饿信号，便会刺激饱食中枢而减少摄食。我们身体便是靠这种信号传递的机制来调控体重。在饮食上可多摄取优质蛋白质如大豆、鱼、肉、蛋、奶类等，平时少食多餐及喝足水分。每天规律作息是避免内分泌紊乱的最佳方法，日出而作日落而息才能增加新陈代谢，远离肥胖风险。

## 2 食物热效应（TEF）

当我们吃进食物后，要分泌胰岛素、消化酶等进行食物消化、吸收，合成身体所需的热量，这一新陈代谢过程会消耗热量，占一天总热量消耗的10%～20%。其中蛋白质食物热效应最大（30%），脂肪次之（4%～14%）；碳水化合物最小（6%～7%）。

## 3 身体活动（Physical active）

日常活动占一天热量消耗的20%，如运动、做家务等所消耗的热量，但此项热量消耗随运动量的大小呈现很大的差异性。

依据维基百科的解释，热量消耗计算可以简单地将1MET（MET，为代谢当量）定义为1千卡/千克/时（每千克体重每小时消耗1千卡热量），相当于人在休息状态下的摄氧量，约为3.5毫升/千克/分。这个数字基本上与休息时代谢速率相等。代谢当量（MET）是一种进行生物活动时的生物学特性，可以用于计算从事

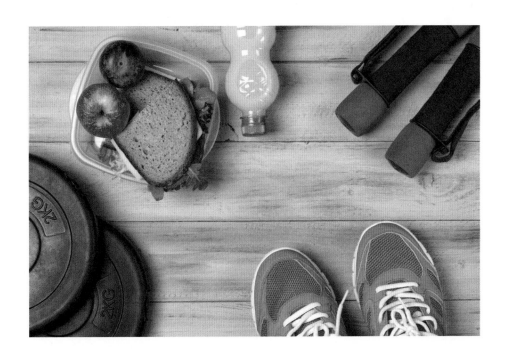

某一类活动时的代谢水平，MET可以被理解为休息时代谢状态下的耗能状况。MET的取值范围可以从0.9（睡觉）到23（以22.5千米/时的时速奔跑），这代表睡觉时身体的耗能是休息状态的0.9倍，高速奔跑时可达到休息状态的23倍。正因为每个人的代谢情况都不同，MET亦可以作为衡量活动强度的指标。比如：散步（约3千米/时）作为一个2METs的活动，需要消耗2倍于静息时的热量。

1MET基于以上定义，可以很容易地将MET用于计算不同体重的热量消耗。不过由于每个人的身体状况不同，计算结果一般仅用于参考，而非精确的数据。

常见活动的MET参考表

| 活动 | MET |
| --- | --- |
| **轻度活动** | **<3** |
| 睡眠 | 0.9 |
| 看电视 | 1.0 |
| 写作，打字 | 1.8 |
| 步行（2.7千米/时），在平地上，非常缓慢的速度 | 2.3 |
| 步行（4千米/时） | 2.9 |
| **中度活动** | **3~6** |
| 慢速骑行（在固定自行车上，50瓦特） | 3.0 |
| 步行（4.8千米/时） | 3.3 |
| 柔软体操，家务 | 3.5 |
| 步行（5.5千米/时），中速 | 3.6 |
| 正常骑行（16千米/时） | 4.0 |
| 慢速骑行（在固定自行车上，100瓦特） | 5.5 |
| **高度活动** | **>6** |
| 慢跑 | 7.0 |
| 较高强度的身体训练（伏地挺身、仰卧起坐、引体向上、开合跳） | 8.0 |
| 慢跑 | 8.0 |
| 跳绳 | 10.0 |

既然肌肉量跟基础代谢率有关，提升减脂能力就需要增加身体的肌肉量，想要增加肌肉量，就得从足量运动和正确饮食入手，建议增加肌肉量的运动以力量训练为主。目前针对减脂运动的建议是，进食前后30～60分钟做高强度间歇运动（HIIT）最有效，而非有氧或力量训练。就我个人辅导经验，是要看处于什么减重阶段与程度，运动还是要依个人最大能力来做，找到自己喜欢的运动项目，能持续下去，把目标放在不复胖才是重要的。事实上运动因人而异，若不晓得自己能做什么样的运动才能减脂，可找专业运动教练或运动营养师做进一步评估与建议。

不同运动强度分级对照表

| 强度 | 代谢当量（METs） | 最大心率百分比（%HRmax） | 储量心率百分比（%HRR） | 运动自觉量表（RPE） | 说话测试 | 热量消耗（千卡/分） |
|---|---|---|---|---|---|---|
| 非常轻松 | 1~2 | <35 | <20 | <10 | 活动时仍可以唱歌 | <3.5 |
| 轻松 | 2~3 | 35~54 | 20~39 | 10~11 | | |
| 中度 | 3~6 | 55~69 | 40~59 | 12~13 | 活动时仍可以舒服地谈话 | 3.5~7 |
| 费力 | 6~10 | 70~89 | 60~84 | 14~16 | | |
| 非常费力 | >10 | >90 | >85 | 17~19 | 活动时谈话会很喘或呼吸困难 | >7 |
| 最大耐受 | | 100 | 100 | 20 | | |

资料来源：台湾阳明大学物理治疗暨辅助科技学系蔡美文副教授

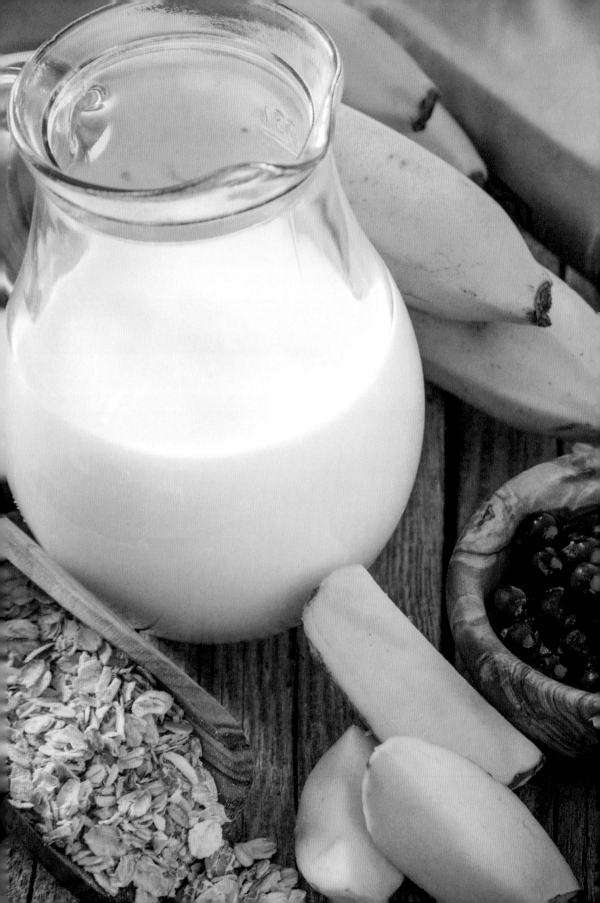

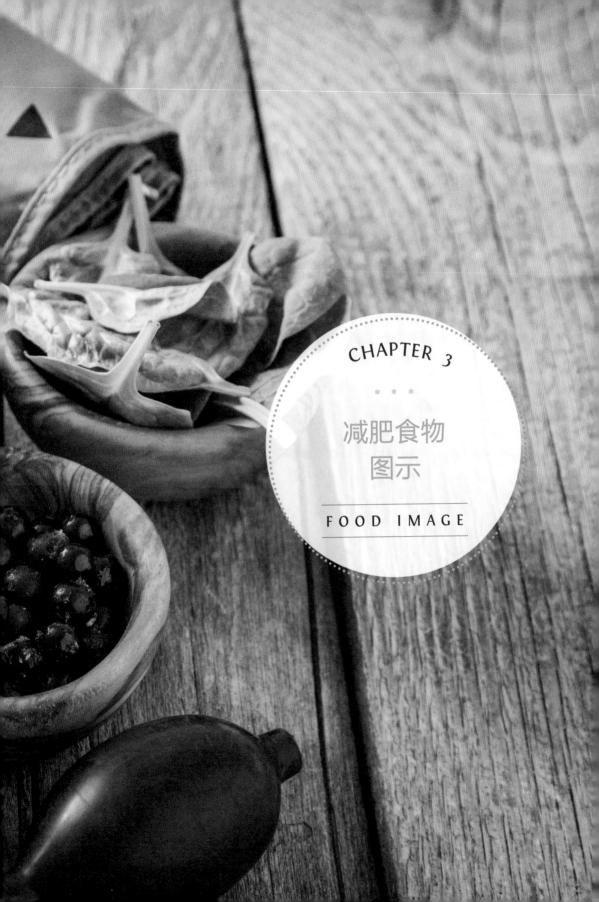

CHAPTER 3

· · ·

减肥食物
图示

FOOD IMAGE

# 瘦身不能饿肚子，
# 吃对食物有方法

● ● ●

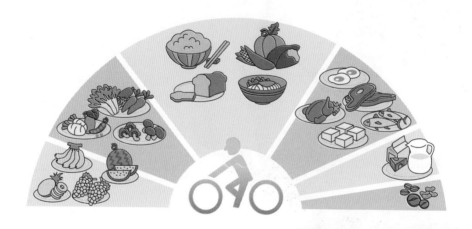

　　所有食物除了水之外都有热量，人体吃进食物转化成热量之后，就会被用来维持身体基本活动（心跳、呼吸、生化代谢等）。部分碳水化合物会转化为糖原，储存于肝脏与肌肉之中，帮助短时间内肌肉收缩和维持血糖。如果饮食过量超过身体消耗量，身上的脂肪就会越堆越多，多余的热量则转为白色脂肪组织堆积于皮下或内脏周围。

　　时下流行的名词"啤酒肚"，是指脂肪大量堆积在腹部，常见于男性，也就是我们前面讨论过的苹果形肥胖；而女性，脂肪则常堆积在大腿和臀部，也就是常说的梨形肥胖。若脂肪占肝脏5%以上或者肝脏切片发现10%以上的肝细胞有脂肪空泡就是脂肪肝。当脂肪堆积为肝脏重量5%～10%时称为轻度脂肪肝，10%～20%时为中度脂肪肝，超过20%时为重度脂肪肝。医疗诊断脂肪肝标准是做肝脏切片，但这个方式有侵入性，也不太方便，其他方式还包括磁共振、腹部CT、腹部B超，而体检机构大部分都是利用B超来诊断脂肪肝。因为B超没有侵入性，而且机器普遍，检查便宜又方便。

　　只要脂肪肝成因排除肝炎或酒精性损伤，临床上解决的办法包括饮食、运动、药物、手术，也就是让肝脏中的脂肪游离出来，减少脂肪在肝脏的堆积，否则脂肪所造成的肥胖问题不仅会增加身体负担，也让健康亮起红灯。虽然市面上有着各式各样的减肥花招，但"少吃，多动，有恒心"仍是不变的真理。

减肥要成功，饮食占70%，关键就在你的"饮"跟"食"的分量，计算出一天可以吃的热量后，再依食物六大类分配可以吃的分量，懂得活用食物交换份表，饮食就有了弹性。食物交换份表是根据食物所含的热量和三大营养素，将一些营养相似的食物定量归在同一类，以便于变化每天甚至每餐食物种类及组合，让饮食设计多样化及食物选择上更具弹性。

表中所有食物含有相似的蛋白质、脂肪、碳水化合物及热量，同时，所含的维生素及矿物质种类也相似，故同类食物在同一表中才可互相替换。只是要注意同一类食物的体积、重量不一定相同，在分量计算方面要小心。

事实上体重管理是一门科学，不是凭感觉就能减下来的。首先，要知道自己能吃的食物分量，若能依分量来吃，就不会超过一天所需，体重自然会控制在一定范围内。同时，要瘦得健康、瘦得靓丽就必须吃得均衡，食物六大类偏一不可，因为每一类食物所提供的营养素都不尽相同，没有单一的食物能提供身体所需的所有营养素，但它们有互补作用。例如：米饭中缺乏赖氨酸，豆类缺乏蛋氨酸；因此，饮食中若能将谷类及豆类一起食用做成黄豆饭、红豆饭等，就可以达到营养互补，再将各类食物轮替食用，就能得到维持健康所需的各种营养素，进而达到均衡饮食、预防疾病的目的。借由下表就可以更清楚地知道为何人体在减重过程需要均衡摄取六大类食物。

### 六大类食物营养与功能

| 食物分类 | 主要营养素 | 功能 | 缺乏症状 | 代表食物 |
|---|---|---|---|---|
| 奶类 | 钙、维生素B$_2$、蛋白质 | 牛奶提供丰富的钙，构成牙齿和骨骼发育必备的原料，调节心跳及肌肉的收缩，维持正常的神经感应性以及活化酶，预防嘴角裂痛 | 视疲劳、抽筋、口角炎、易感冒、尿频、更年期症状明显（热潮红、情绪不稳）、便秘、偏头痛、骨质疏松、易怒没耐心、血压偏高、经期不调、痛经、多梦、时常打嗝、磨牙 | 牛奶、羊奶、奶酪、酸奶 |

续表

| 食物分类 | 主要营养素 | 功能 | 缺乏症状 | 代表食物 |
|---|---|---|---|---|
| 谷薯类 | 碳水化合物（糖类）、膳食纤维 | 碳水化合物可供给身体热能，节省蛋白质，帮助脂肪在体内代谢，调节生理功能<br>水溶性膳食纤维的功能：延缓胃排空，防止血糖急剧上升，降低血胆固醇<br>非水溶性膳食纤维的功能：增加粪便体积，促进肠道蠕动，预防便秘和痔疮，预防憩室炎及大肠癌 | 视疲劳、胃酸逆流、易感冒、便秘、血脂偏高、皮肤无光泽、偏头痛、易怒没耐心、血压偏高、口干舌燥、口臭、湿疹、时常打嗝、尿酸偏高、头皮屑、胃口不好、水肿 | 白米饭、糙米饭、五谷饭、面条、冬粉、玉米、红薯、土豆、薏仁、红豆、绿豆、花豆、馒头、吐司、苏打饼干、萝卜糕、汤圆、燕麦片、全麦面包、麦芽、米麸、小麦 |
| 水果类 | 维生素C、维生素A、钾、膳食纤维、果糖、葡萄糖 | 维生素A可使眼睛适应光线的变化，维持在黑暗光线下正常视力，保护表皮、黏膜，使细菌不易侵害（增加抵抗传染病的能力），促进牙齿和骨骼的正常生长<br>维生素C是细胞间质的主要构成物质，使细胞间保持良好状况，加速伤口愈合，增加对疾病的抵抗力 | 眼睛干涩、易感冒、静脉曲张、脱发、尿频、便秘、青春痘、皮肤粗糙、消化不良、胀气、皮炎、皮肤无光泽、口干舌燥、牙龈出血、贫血、尿酸偏高、过敏性鼻炎、头皮屑、长斑 | 番石榴（芭乐）、猕猴桃、橘子、香蕉、草莓、木瓜、芒果、苹果、柚子、葡萄、菠萝、枣、莲雾、西瓜、杨桃、番荔枝、梨、桃子、樱桃、桂圆、荔枝、李子、榴莲 |
| 蔬菜类 | 维生素A、维生素K、叶酸、镁、钾、钙、膳食纤维 | 蔬菜富含矿物质，有助于构成身体细胞：如构成骨骼、牙齿、肌肉、血细胞、神经的主要成分；调节生理功能：如维持体液酸碱平衡，调节渗透压、心脏肌肉收缩、神经传导等功能，并组成多种酶<br>维生素K是构成凝血酶原所必需的一种物质，可促进血液凝固，避免出血不止 | 易感冒、脱发、尿频、抽筋、便秘、血脂偏高、青春痘、皮肤粗糙、疲倦、消化不良、胀气、皮肤无光泽、偏头痛、骨质疏松、易怒没耐心、血压偏高、口干舌燥、月经不调、贫血、时常打嗝、血糖偏高、过敏性鼻炎、头皮屑、胃口不好、记忆减退、磨牙、手脚冰冷 | 菠菜、苋菜、秋葵、圆白菜、空心菜、小油菜、茼蒿、柿子椒、茄子、西蓝花、番茄、芦笋、玉米笋、海带、木耳、紫菜、豆芽、竹笋、冬瓜、丝瓜、萝卜、洋葱、牛蒡、四季豆、豌豆、香菇、金针菇 |

| 食物分类 | 主要营养素 | 功能 | 缺乏症状 | 代表食物 |
|---|---|---|---|---|
| 豆、鱼、肉、蛋类 | 优质蛋白质、B族维生素、铁 | 蛋白质可供给热能，维持人体生长发育，构成及修补细胞、组织，参与热量代谢，调节生理功能，组成血红素以及体内部分酶 | 易感冒、压力、静脉曲张、脱发、易腹泻、频尿、抽筋、更年期症状明显（潮红、情绪不稳）、便秘、血脂偏高、青春痘、皮肤粗糙、疲倦、消化不良、皮炎、皮肤无光泽、易怒没耐心、血压偏高、口干舌燥、口臭、月经不调、湿疹、贫血、时常打嗝、尿酸偏高、血糖偏高、过敏性鼻炎、头皮屑、胃口不好、记忆减退、水肿、指甲变形、磨牙、手脚冰冷 | 蛋、豆腐、黄豆、鱼、牡蛎、虾、蟹、文蛤、章鱼、墨鱼、牛肉、猪肉、鸡肉、鸭肉 |
| 油脂类 | 脂肪、维生素E | 油脂主要供给热能，帮助脂溶性维生素的吸收与利用，增加食物美味及饱足感，维生素E可减少多不饱和脂肪酸的氧化，维持生殖功能 | 静脉曲张、皮肤粗糙、皮炎、月经不调、湿疹、血糖偏高、胃口不好、长斑、手脚冰冷、消瘦 | 橄榄油、苦茶油、香油、玉米油、大豆油、花生油、猪油、牛油、坚果、鱼油 |

参考资料：临床营养手册

## 六大类食物生理功能

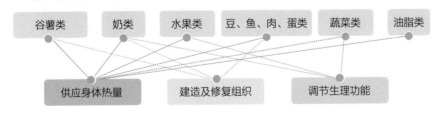

# 速查！
# 六大类食物交换份表
· · ·

## 每类食物交换份表

| 食物种类 | 热量（千卡） | 蛋白质（克） | 脂肪（克） | 碳水化合物（克） | 一份食物代表 |
|---|---|---|---|---|---|
| 奶类 | | | | | 240毫升 |
| （全脂） | 150 | 8 | 8 | 12 | 35克奶粉 |
| （低脂） | 120 | 8 | 4 | 12 | 25克奶粉 |
| （脱脂） | 80 | 8 | + | 12 | 25克奶粉 |
| 谷薯类 | 70 | 2 | + | 15 | 20克麦片＝25克面包50克萝卜糕＝1/2碗红薯＝50克米饭＝1/2碗面＝3个水饺 |
| 水果类 | 60 | + | | 15 | 柳橙1个＝葡萄13颗小草莓16颗＝樱桃9颗 |
| 豆、鱼、肉、蛋及制品 | | | | | |
| （低脂） | 55 | 7 | 3 | + | 3～4只虾＝50克鱼＝2指鸡腿、猪里脊＝1碗猪血 |
| （中脂） | 75 | 7 | 5 | + | 2指虱目鱼、三文鱼＝2汤匙肉馅、鱼松（30克） |
| （高脂） | 120 | 7 | 10 | + | 2指秋刀鱼、牛肉条、猪肉酥、鸡心 |
| （超高脂） | 135↑ | 7 | 10↑ | 5 | 2指猪蹄髈、梅花肉、牛腩、猪大肠、香肠 |
| 蔬菜类 | 25 | 1 | | | 生重100克＝煮熟1/2碗 |
| 油脂类 | 45 | | 5 | | 半汤匙蛋黄酱、沙茶酱（7.5克）＝5克植物油、动物油＝15克坚果＝30克带壳花生 |

资料来源：台湾有关食品资讯网

## 低脂奶类

| 食物种类 | 热量（千卡） | 蛋白质（克） | 脂肪（克） | 碳水化合物（克） |
|---|---|---|---|---|
| 奶类 | | | | |
| （全脂） | 150 | 8 | 8 | 12 |
| （低脂） | 120 | 8 | 4 | 12 |
| （脱脂） | 80 | 8 | + | 12 |

◇一份是

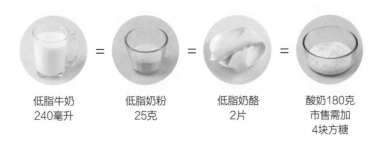

低脂牛奶　　　低脂奶粉　　　低脂奶酪　　　酸奶180克
240毫升　　　25克　　　　　2片　　　　　市售需加
　　　　　　　　　　　　　　　　　　　　　4块方糖

全脂奶1杯＝全脂奶粉35克＝240毫升
低脂奶1杯＝低脂奶粉25克＝240毫升
脱脂奶1杯＝脱脂奶粉25克＝240毫升

## 谷薯类

| 食物种类 | 热量（千卡） | 蛋白质（克） | 脂肪（克） | 碳水化合物（克） |
|---|---|---|---|---|
| 谷薯类 | 70 | 2 | + | 15 |

◇一份是

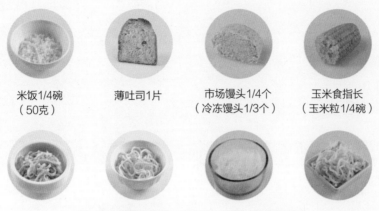

米饭1/4碗
（50克）

薄吐司1片

市场馒头1/4个
（冷冻馒头1/3个）

玉米食指长
（玉米粒1/4碗）

粥、面、冬粉、米粉、通心粉、红薯、芋头1/2碗

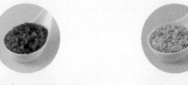

绿豆（热）、五谷粉2汤匙

燕麦片3汤匙

---

**米类**

大米、小米、糯米等1/8杯（米杯）20克 ＝苏打饼干3片＝米饭1/4碗50克＝
△烧饼（＋1/2茶匙油）1/4个20克 ＝粥（稠）1/2碗125克＝△油条（＋1/2
茶匙油）1/3根约15克＝宁波年糕30克（5片）＝芋头糕60克（1片或4指）＝
萝卜糕50克＝小汤圆（无馅）30克

---

**薯类**

土豆（3个/500克）1/2个约90克＝红薯（4个/500克）1/2个约55克＝芋头
1/5个约55克

大麦、小麦、荞麦、燕麦等50克＝麦粉20克＝麦片20克＝面粉20克＝面条（干）20克＝面条（湿）30克＝拉面25克＝面条（熟）60克＝油面45克＝◎通心粉（干）1/3杯约20克＝面线（干）25克＝饺子皮3张约30克＝馄饨皮3～7张约30克＝春卷皮5.5张约30克＝山东馒头1/6个约30克＝冷冻馒头1/3个约30克＝吐司1/2片约25克＝汉堡面包1/2个约25克＝△菠萝面包（无馅）1/3个（小）约20克＝△奶酥面包1/3个（小）约20克＝餐包1个（小）约25克

玉米1/3根或玉米粒65克＝爆米花（不加奶油）20克＝◎薏仁20克＝栗子6粒约40克＝◎莲子（干）32粒约20克＝菱角7粒约50克＝◎熟红豆3汤匙、熟绿豆2汤匙＝◎熟花豆3汤匙＝◎豌豆粒90克＝◎御豆80克＝冬粉20克＝藕粉20克＝西米（粉圆）20克＝米粉（干）20克＝米粉（湿）30~50克＝砂糖15克＝方糖15克（3块）

1汤匙＝15毫升＝15克　　　　　1茶匙＝5毫升＝5克

注 ⎰ ◎蛋白质含量较其他主食高。每份蛋白质含量（克）：薏仁2.8、莲子4.8、花豆4.7、通心粉2.5、红豆4.5、绿豆4.7、御豆4.9、豌豆粒5.4。
△菠萝面包、奶酥面包、烧饼、油条等油脂含量较高。

## 水果类

| 食物种类 | 热量（千卡） | 蛋白质（克） | 脂肪（克） | 碳水化合物（克） |
| --- | --- | --- | --- | --- |
| 水果类 | 60 | + | | 15 |

◇一份是

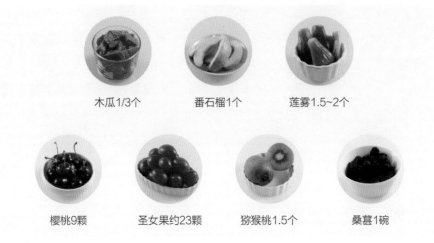

木瓜1/3个　　　番石榴1个　　　莲雾1.5~2个

樱桃9颗　　　圣女果约23颗　　　猕猴桃1.5个　　　桑葚1碗

柑橘类

椪柑（3个/500克）1个约190克＝桶柑（年柑）（4个/500克）1个约190克＝
柳橙（4个/500克）1个约170克＝香吉士（柑橘的一种）1个约135克＝金橘
（30颗/500克）7颗约120克＝白柚270克＝葡萄柚250克

苹果类

红元帅苹果1个约140克＝青龙苹果1个约130克＝富士苹果1个约145克

瓜类

黄西瓜1/3个约320克＝木瓜（1个/500克）1/3个约190克1/3个＝红西瓜365
克＝美浓瓜2/3个约245克＝哈密瓜1/4个约225克＝新疆哈密瓜2/5个约290克

芒果类

金煌芒果140克＝爱文芒果225克

番石榴类

土番石榴1个约155克＝泰国番石榴（1个/500克）1/3个约160克

**梨类**

| 巴梨1个约165克 = 水梨3/4个约200克 = 粗梨1个约140克

**桃类**

| 水蜜桃1个约150克 = 桃子1个约250克 = 玫瑰桃1个约125克

**李类**

| 加州李（4个/500克）1个约110克 = 李子（14个/500克）4个约155克

**枣类**

| 黑枣梅3颗约30克 = 红枣10颗约30克 = 黑枣9颗约30克 = 青枣2颗约140克

**柿类**

| 柿子（6个/500克）3/4个约75克 = 柿饼3/4个约35克

**其他**

| 葡萄13颗约130克 = 圣女果23颗约175克 = 荔枝（30个/500克）9颗约185克 = 桂圆130克 = 草莓170克 = 樱桃85克 = 枇杷190克 = 桑葚200克 = 香蕉（3根/500克）1/2根约95克 = 莲雾（6个/500克）2个约180克 = 杨桃（2个/500克）3/4个约180克 = 菠萝205克 = 猕猴桃（6个/500克）1.5个约125克 = 西番莲（6个/500克）2个约190克 = 番荔枝（3个/500克）1/2个约105克 = 火龙果（去皮）130克 = 榴莲（去壳）35克

**果汁类**

| 葡萄汁、杨桃汁135毫升 = 菠萝汁、苹果汁、芒果汁140毫升 = 柳橙汁120毫升 = 葡萄柚汁160毫升 = 水蜜桃果汁135毫升 = 番石榴汁145毫升 = 番茄汁285毫升

**水果制品**

| 芒果干18克 = 芒果青30克 = 葡萄干20克 = 桂圆干22克 = 菠萝蜜饯60克 = 菠萝罐头80克 = 菠萝蜜罐头65克 = 水蜜桃罐头90克 = 柑橘罐头122克 = 荔枝罐头113克 = 粗梨罐头200克 = 樱桃罐头35克 = 番茄罐头180克 = 葡萄果酱23克 = 草莓果酱22克

## 豆、鱼、肉、蛋类

| 食物种类 | 热量（千卡） | 蛋白质（克） | 脂肪（克） | 碳水化合物（克） |
|---|---|---|---|---|
| 豆、鱼、肉、蛋及制品 | | | | |
| （低脂） | 55 | 7 | 3 | + |
| （中脂） | 75 | 7 | 5 | + |
| （高脂） | 120 | 7 | 10 | + |
| （超高脂） | >135 | 7 | >10 | 5 |

◇一份是

**低脂豆、鱼、肉、蛋类及制品**

注：水产（本栏精算油脂时，水产脂肪量以不到1克计算）

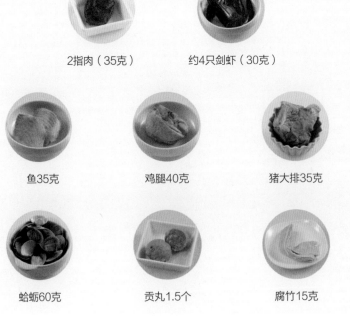

2指肉（35克）    约4只剑虾（30克）

鱼35克    鸡腿40克    猪大排35克

蛤蜊60克    贡丸1.5个    腐竹15克

干黄豆（＋5克碳水化合物）20克＝毛豆（＋5克碳水化合物）50克＝干豆皮15克＝豆腐皮（湿）30克＝豆腐乳30克＝臭豆腐50克＝豆浆260毫升（1杯）＝◎海米、小鱼干10克＝◎虾皮20克＝牡蛎干20克＝鱼脯30克＝一般鱼类35克（2指）＝草虾30克（4只）＝◎◎鱿鱼（咸）35克＝◎墨鱼40克＝◎◎章鱼55克＝*鱼丸（不包肉）（＋10克碳水化合物）55克（2个）＝牡蛎65克＝文蛤60克＝白海参100克（3根）＝猪里脊（瘦猪腿肉）35克（2指）＝牛腱35克（2指）＝*牛肉干（＋5克碳水化合物）20克（4指）＝鸡蛋清70克（2个）＝*猪肉干（＋10克碳水化合物）25克（2指）＝鸡胸肉30克（2指）＝*火腿（＋5克碳水化合物）45克＝鸡腿40克＝牛肚35克（3指）＝◎鸡肫40克（2个）＝猪心45克（2指）＝◎猪肝30克（2指）＝◎◎鸡肝40克（1个）＝◎◎猪肾65克（1/2个）＝◎◎猪血225克

## 中脂豆、鱼、肉、蛋类

干丝、千张30克＝油豆腐55克＝豆豉35克＝五香豆干35克＝素鸡40克＝
豆干70克＝传统豆腐80克＝嫩豆腐140克（1/2盒）＝
虱目鱼、乌鱼、三文鱼35克（2指）＝◎◎鸡蛋55克（1个）＝
*鱼肉松（＋10克碳水化合物）25克＝鳕鱼50克＝
*虱目鱼丸、墨鱼丸（＋7克碳水化合物）50克（3个）＝
*旗鱼丸、鱼丸（包肉）（＋7克碳水化合物）60克（1.5个）＝
猪大排、猪小排、猪后腿肉、猪前腿肉、羊肉、猪蹄35克（2指）＝
*猪肉松（＋5克碳水化合物）、肉脯20克＝鸡翅（1/2个）、鸡排40克＝
鸡爪30克（2只）＝鸭赏20克＝猪舌40克（2指）＝猪肚50克（2指）＝
◎◎猪小肠55克＝◎◎猪脑60克

油豆皮20克（2指）=秋刀鱼35克（2指）=牛肉条40克（2指）=

*猪肉松（＋5克碳水化合物）20克=◎鸡心45克（4个）

猪蹄膀40克（2指）=梅花肉（3片）、牛腩（3指）45克=◎◎猪大肠100克=

香肠40克（1根）=五花腊肉40克（3指）=热狗50克（1根）=五花肉50克

（2指）

注 {
＊含碳水化合物成分，热量较其他食物高。

◎每份胆固醇含量50~99毫克。

◎◎每份胆固醇含量≥100毫克。
}

## 蔬菜类

| 食物种类 | 热量（千卡） | 蛋白质（克） | 脂肪（克） | 碳水化合物（克） |
|---|---|---|---|---|
| 蔬菜类 | 25 | 1 |  | 5 |

◇一份是约煮熟半碗

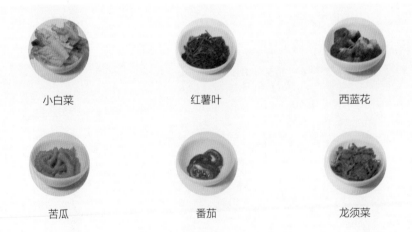

小白菜　　　　　红薯叶　　　　　西蓝花

苦瓜　　　　　番茄　　　　　龙须菜

黄瓜100克＝木耳菜100克＝茭白100克＝生菜100克＝洋葱100克＝野苦瓜100克＝大白菜100克＝圆白菜100克＝甜椒、柿子椒100克＝芥菜100克＝冬瓜100克＝玉米笋100克＝苦瓜100克＝白凤菜100克＝川七100克＝澎湖丝瓜100克＝芥蓝缨100克＝胡萝卜100克＝鲜雪里荭100克＝苋菜100克＝白萝卜100克＝球茎甘蓝100克＝麻笋100克＝芦笋100克＝菠菜100克＝小白菜100克＝韭黄100克＝芥蓝100克＝小油菜100克＝角菜100克＝空心菜100克＝芹菜100克＝西芹100克＝红凤菜100克＝茼蒿100克＝紫甘蓝100克＝牛蒡100克＝菜花100克＝韭薹100克＝黄花菜100克＝韭菜100克＝茄子100克＝黄秋葵100克＝番茄100克＝猴头菇100克＝金针菇100克＝*洋菇100克＝*草菇100克＝*柳松菇100克＝*红薯叶100克＝*红苋菜100克＝*黄豆芽100克＝*小芹菜100克＝*苜宿芽100克＝*绿豆芽100克＝*黑甜菜100克＝*西蓝花100克＝*龙须菜100克

 注〈 ＊表示该蔬菜蛋白质含量较高。

## 油脂类

| 食物种类 | 热量（千卡） | 蛋白质（克） | 脂肪（克） | 碳水化合物（克） |
| --- | --- | --- | --- | --- |
| 油脂类 | 45 | | 5 | |

◇一份是

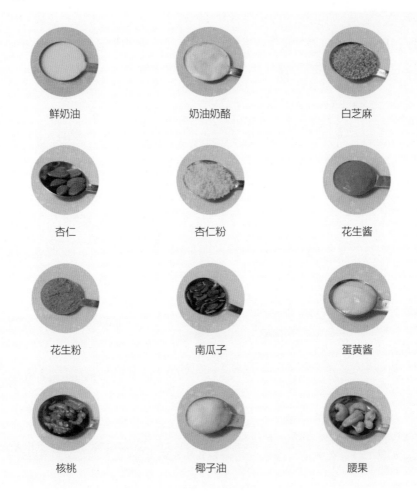

鲜奶油

奶油奶酪

白芝麻

杏仁

杏仁粉

花生酱

花生粉

南瓜子

蛋黄酱

核桃

椰子油

腰果

**植物油**

大豆油1茶匙（5克）＝玉米油1茶匙（5克）＝花生油1茶匙（5克）＝红花子油1茶匙（5克）＝葵花子油1茶匙（5克）＝香油1茶匙（5克）＝椰子油1茶匙（5克）＝棕榈油1茶匙（5克）＝橄榄油1茶匙（5克）＝芥花油1茶匙（5克）

**动物油**

牛油1茶匙（5克）＝猪油1茶匙（5克）＝鸡油1茶匙（5克）＝培根1片（25厘米×3.5厘米×0.1厘米）10克

**坚果类**

葵花子20克（约50粒）＝南瓜子、葵花子12克（约30粒）＝花生米8克（约10粒）＝花生粉8克＝黑（白）芝麻8克＝杏仁果7克（约5粒）＝腰果8克（约5粒）＝开心果14克（约10粒）＝核桃仁7克（约2颗）

**其他**

玛琪琳（人造黄油）、酥油1茶匙（5克）＝蛋黄酱1茶匙（5克）＝沙拉酱（法式、意式）2茶匙（10克）＝花生酱1茶匙（5克）＝鲜奶油1汤匙（15克）＝奶油奶酪2茶匙（10克）

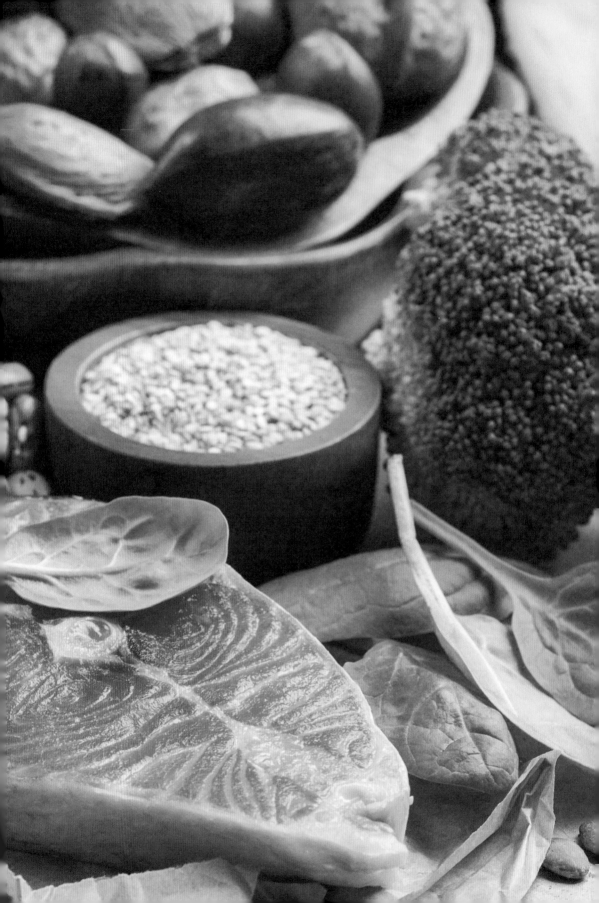

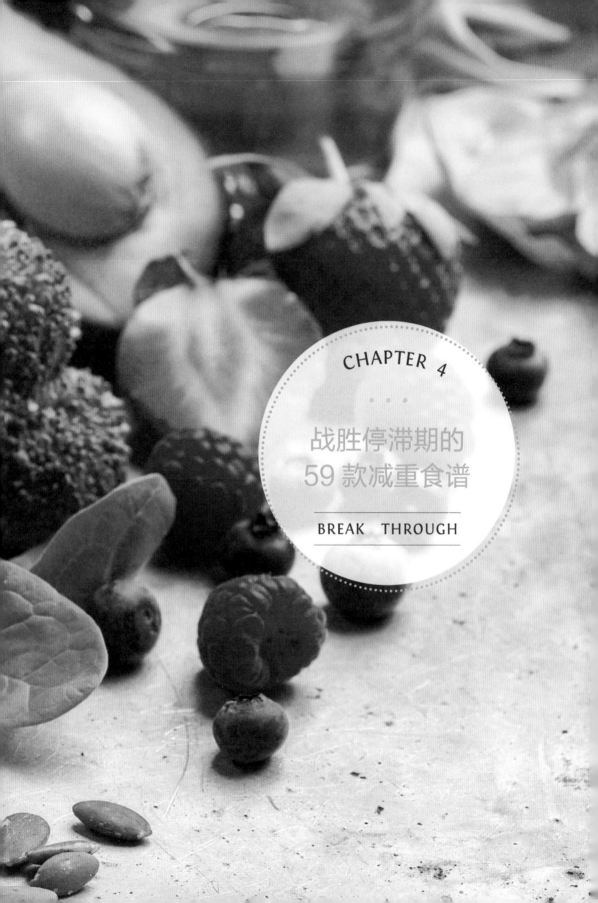

CHAPTER 4

· · ·

战胜停滞期的
59 款减重食谱

BREAK THROUGH

肥胖是遗传和生活习惯之间相互作用的结果，几项研究指出，尽管少吃也多动了，身体为了有效地防止体重一直减轻，保护身体适应性，体重仍然会维持在一个稳定范围，医学上称为"设定点（set point）"，要突破设定点，没有任何有效药物，目前仍然局限在饮食与运动的努力上。另外，有研究指出做胃缩小减肥手术有可能改变体重，调整生理平衡来建立新的设定点，这可能是全球肥胖负担的另一个新选择。

　　减肥停滞期是正常的人体保护机制，当我们为了减肥而减少热量摄取一段时间后，身体就会产生适应现象，身体会将吃进来的食物热量尽量吸收并有效利用，同时也会降低基础代谢率，以减少热量消耗，当热量达到一个新平衡状态时，体重就不再下降。临床上观察到一般体重在100千克以下减3~5千克，以及体重超过100千克减5~10千克时会遇到一个停滞状态，最短可能停滞3天，一般1~2周，也可能超过1个月甚至是半年以上，时间因人而异。

　　这时生活上一定要做出改变，饮食上相应做出变化，让身体代谢产生混淆，才能让身体不再适应原有的模式。在生活上需要重新检视及调整，唯有改变，体重才有可能变。

　　大家可参考后文中介绍的营养学上探讨的饮食形态（见第74页"营养师的17招不复胖饮食策略"），根据自己的具体情况适当变化，希望很快可以听到你体重变化的大突破。

# 突破停滞期的好食材

· · · ·

## 油脂类

### 特级初榨橄榄油

这是最上等的橄榄油。它是从上等橄榄榨取而成的，无须用溶媒提取。因为它是在室温下榨取出来的，一般称为"冷压初榨橄榄油"，它含游离脂肪酸极低。特级初榨橄榄油，酸价必须低于0.8%。所谓的酸价是指油品中游离脂肪酸的含量。油品本身会自然氧化，因温度、时间、加工方式而加速氧化，氧化过程会产生游离脂肪酸，所以酸价越高代表油品越不新鲜。

初榨橄榄油对身体有益的原因很多，其中之一是当中的单不饱和脂肪酸含量很高（最高可达80%），而这对循环系统十分有益。此外，初榨橄榄油没有经过化学处理，也没有添加防腐剂，所以保留了橄榄成熟后所含的维生素E和橄榄多酚等成分，具有抗氧化的功能。

### 苦茶油

植物种子通过物理压榨或化学浸出所得到的油脂，富含单不饱和脂肪酸，可提高高密度脂蛋白胆固醇（HDL-C）的含量，将胆固醇从体循环回收肝脏以及降低低密度脂蛋白胆固醇（LDL-C），也就是将胆固醇送出身体循环，因此，对预防心血管疾病有很大帮助。另外，茶油种子含芝麻素等成分，具有良好的抗氧化功效，亦含油茶皂苷等多种皂苷类物质，有溶血、消炎、止咳化痰、镇痛等作用。

## 紫苏油

紫苏的种子富含油脂，紫苏油是利用种子榨出的油，富含矿物质和维生素；其中含有的紫苏醛具有很好的抗菌作用。紫苏油含 $\alpha$ -亚麻酸高达56.14%～64.82%，后者在人体中转化代谢为DHA，可改善血管状况、活化脑细胞、抗炎。

$\omega$-3系脂肪酸的生理作用包括减少炎症、改善胰岛素抵抗、减少血小板凝集、避免血栓的产生以及调节前列腺功能等。但若过量摄取，也可能导致颅内出血、抑制免疫功能等。根据美国食品药物管理局指出，$\omega$-3系脂肪酸无论是由食物摄取或额外补充，都建议每天不要超过3克。

## 谷薯类

## 麦片

麦片富含膳食纤维，可改变肠道菌群组成，有助于减重。麦片含有 $\beta$ -葡聚糖，每天只要摄入30克麦片，就有助于降低总胆固醇及坏胆固醇，预防心血管疾病。

## 芋头

芋头含有高钾及多种微量元素，能利尿消肿，促进体内排出多余水分；所含黏液蛋白在体内可以生成免疫球蛋白，提高人体免疫力；所含膳食纤维，有助于排便。

## 红薯

红薯含有的黏液蛋白具有消炎作用；含有的钾离子可以帮助体内排出多余钠盐，以免体内堆积过多的钠，导致血压上升。

土豆

土豆富含钾，可排出多余的废物及水分，也可减少尿酸在血液及关节沉积；所含的烟碱酸可协助碳水化合物、蛋白质、脂肪转化成热量，促进身体新陈代谢；所含的铬能促进葡萄糖代谢，提高葡萄糖进入细胞内的效率，促进人体对葡萄糖的利用。

玉米

玉米所含的B族维生素可促进碳水化合物、脂肪、蛋白质分解转化成热量；所含谷氨酸有利尿作用；所含的钾能帮助人体代谢多余的钠、水分和废物，维持体内水分平衡；所含的铬能帮助葡萄糖代谢，提高葡萄糖的利用。

红豆

红豆含有蛋白质、碳水化合物、脂肪、膳食纤维、B族维生素、维生素E、钾、钙、铁、磷、锌等营养素。丰富的铁质使人的气色红润，可以补血、促进血液循环；所含的维生素$B_1$能帮助碳水化合物代谢。

绿豆

绿豆含有类黄酮、单宁、皂素、生物碱、植物固醇、香豆素、强心苷等物质，其中所含的植物固醇可以抵抗胆固醇，有降胆固醇功效。

莲子

莲子含有钙、铁和钾，可维持神经传导性、肌肉正常收缩、毛细血管的渗透性、体内酸碱平衡，还具有稳定情绪的作用。

薏仁

薏仁富含不饱和脂肪酸（油酸50%及亚麻油酸28%），可降血脂；含维生素$B_1$、维生素$B_2$、钙、铁、磷以及膳食纤维，可促进体内新陈代谢，有利尿、消肿的作用。

# 蔬菜类

## 南瓜

南瓜含果胶，能吸附有毒物质，有清肠、清肺作用；所含的甘露醇在临床上作为利尿剂，能促使体内毒素随尿液排出体外。

## 山药

山药的薯蓣皂苷在体内会转化成脱氢表雄酮，可以减缓老化、提升免疫力；所含的多巴胺物质可稳定情绪、增强活力；所含的黏液蛋白具有促进消化、增强免疫的作用。

## 牛蒡

牛蒡含有的菊糖可帮助肠内益生菌繁殖，改善肠道菌群；含有的木质素在体内帮助吸收水分，增加废物排出，预防便秘。

## 莲藕

莲藕含有的鞣酸可帮助蛋白质、脂肪的消化；含有的黏液蛋白、果胶可刺激肠壁蠕动，增加毒素排出，减少人体对脂肪的吸收。

## 胡萝卜

胡萝卜富含膳食纤维，可帮助排出废物；含有的胡萝卜素、烟酸、叶酸、维生素C等，可辅助热量代谢、消除疲劳、恢复体力。

## 白萝卜

白萝卜含有的木质素能提高巨噬细胞消灭癌细胞的能力；所含糖化酶能分解致癌物质亚硝胺，同时能诱导人体产生干扰素，有抗病毒、增强自然杀伤细胞活性的作用。

## 小黄瓜

小黄瓜含葫芦素，能强化巨噬细胞，改善慢性肝炎；含丙醇二酸，能抑制碳水化合物转化为脂肪，减少脂肪堆积。

## 冬瓜

冬瓜富含水分，有利尿作用；含有的葫芦巴碱和丙醇二酸能抑制碳水化合物转化为脂肪。

## 洋葱

洋葱含有多种含硫化合物，能活化T细胞和巨噬细胞；含有的槲皮素和木樨草素可抑制组织胺分泌，有平喘、改善炎症、抗过敏等作用。

## 木耳

木耳富含胶质和水溶性膳食纤维，可帮助毒素排出，有润肠健胃作用。

## 圆白菜

圆白菜含萝卜硫素、吲哚、硫配糖体，使致癌物无毒化；含有的槲皮素能舒缓类风湿性关节炎不适症状；含有的维生素K具有凝血功效；含有的维生素U可以促进胃黏膜修复。

## 海带

海带含碘量很高，提供甲状腺激素合成原料，促进新陈代谢；含有大量的甘露醇，有利尿、消肿的作用。

## 番茄

番茄含有番茄红素、胡萝卜素、磷、铁、钾、钠、镁等，有强大的抗氧化功效；所含果酸还能降低血中胆固醇的含量，有降压、利尿、消肿作用。

## 生菜

生菜含钾量高，可改善心肌收缩、平衡体内电解质、促进新陈代谢。

## 苋菜

苋菜含铁量是菠菜的1倍，钙含量是菠菜的3倍。所含维生素$B_2$可帮助热量代谢。

## 红薯叶

红薯叶富含膳食纤维，能促进肠道蠕动，排出体内废物；含有的钾可帮助排出体内多余的钠，缓解水肿。

## 红凤菜

红凤菜钾、铁、钙含量丰富，而且钾、钠、钙、镁的比例佳，有益人体排出多余水分。

## 茭白

茭白富含钾，有助排出体内多余的钠，缓解水肿现象；所含的水分与膳食纤维容易产生饱足感，刺激肠道，促便、排毒；茭白上黑点样的寄生菌有提高新陈代谢的功效。

## 苜蓿芽

苜蓿芽富含维生素E，有抗氧化作用；含具有净血功能的叶绿素，能将体内残余毒素与重金属排出体外。但含有天然有毒成分刀豆氨酸，罹患自身免疫性疾病的患者应忌食苜蓿芽。

## 西蓝花

西蓝花含有的胡萝卜素能中和毒素；异硫氰酸盐能增强肝脏解毒功能；膳食纤维能产生饱足感，减少摄食量。

## 菜花

菜花中的钾有助排出多余废物及水分，预防高血压；铬可以与B族维生素发挥作用，有控血糖、降血脂作用；类黄酮可防止胆固醇氧化，预防心脏病、脑卒中。

## 甜椒

甜椒富含胡萝卜素、维生素C，可帮助新陈代谢；所含芦丁能增强毛细管弹性，预防动脉硬化。

苦瓜

苦瓜含三萜类化合物如苦瓜皂苷等，能抑制葡萄糖合成酶的活性，促进组织对葡萄糖的利用，有助控血糖。但苦瓜的草酸含量较高，结石者避免过量生食。另外，苦瓜与磺酰脲类降糖药一起吃容易造成低血糖，要特别注意。

香菇

香菇中含多糖体，可刺激人体产生干扰素，发挥抑制病毒繁殖的作用；所含的甘露醇、钾有利尿、通便的作用，促使肠内毒素废物排出体外。

金针菇

金针菇含有亚油酸，可帮助内脏脂肪代谢；含有的膳食纤维能促进毒素排出；所含维生素$B_1$可帮助碳水化合物代谢，消除疲劳。

洋菇

洋菇含烟酸，可促进蛋白质的消化，帮助葡萄糖转化为热量。

杏鲍菇

杏鲍菇含有的维生素$B_1$、维生素$B_2$能帮助碳水化合物与脂肪转化成热量；富含的膳食纤维可以减少脂肪的吸收。

葱

葱油成分能促进发汗，加强体内代谢，扩张血管而降压；含有的蒜素能减少胆固醇沉积、降低血脂，防止血栓，促进碳水化合物代谢。

姜

姜富含姜辣素，能扩张血管，促进血液循环，使身体感觉温热，提高体温；姜醇具有抗炎、发汗、排毒的功效。

大蒜

大蒜中的含硫化合物蒜素有抗氧化作用，还能降低脂肪合成因子的活性，也有抗凝血作用；含有的硒有协助胰岛素功能、促进碳水化合物代谢和利用的作用。

`辣椒`

辣椒含有辣椒素，可加速新陈代谢，活化褐色脂肪。

`香椿`

香椿富含膳食纤维、维生素C、胡萝卜素、钙、铁、镁等，可保护血管、预防慢性病、抗炎、抗老化、稳定血糖。

`香菜`

香菜富含钾、维生素C、胡萝卜素、维生素$B_1$、维生素$B_2$等营养素，有助于排出体内重金属。但由于其富含钾，肾功能不良者不建议直接打汁食用，更要注意食用量。

`姜黄`

从姜黄根茎中提取得到的姜黄素是一种黄色色素，属于多酚类，它的药理作用有降血脂、抗氧化、抗炎、抗动脉粥样硬化、抗癌等。姜黄素的成人建议摄取量为每千克体重1~3毫克。在安全考量之下，建议每日摄取量200毫克以内。

`黄豆芽`

黄豆芽含卵磷脂和皂苷，能抑制脂肪吸收并促进脂肪分解，有降胆固醇作用。

## 豆、鱼、蛋、肉类

`鱼肉`

鱼肉含$\omega$-3系脂肪酸，如EPA、DHA。其中秋刀鱼、乌鱼、石斑鱼、三文鱼、鲣鱼、鲔鱼、白鲳鱼、金线鱼、鳗鱼等品种含量丰富，尤其是鱼的眼窝富含DHA，后者可减少炎症、改善胰岛素的反应。

`毛豆`

毛豆含不饱和脂肪酸亚麻酸，可促进脂肪代谢；富含的膳食纤维可降血压，改善便秘；富含的卵磷脂具有乳化脂肪作用，有降血脂功效。

## 水果类

### 柳橙

柳橙富含膳食纤维，能促进肠道蠕动，帮助排出体内废物，可通便；柳橙的白色果皮含大量芦丁，可止咳、预防感冒。

### 桑葚

桑葚富含花青素和多酚类，具有抗炎作用，可降低胆固醇、脂肪，改善脂肪肝。

### 葡萄

葡萄富含类黄酮物质，具消炎、抗氧化、保护心血管作用；葡萄也有通便润肠作用，便秘时，吃完葡萄马上喝一杯水，能加速肠道蠕动。

### 樱桃

樱桃富含钾，能促使体内多余水分排出，抑制钠被肾脏再吸收；樱桃中的类黄酮素含量很高，具有抗菌、维持血管通透性、止痛化瘀的作用。

### 李子

李子中的矿物质对强化肝、肾功能有帮助，具生津、清热、利尿作用；含有各种B族维生素，能提高皮肤代谢，让人容光焕发。

### 红枣

红枣含有三萜类化合物，有护肝作用；富含环磷酸腺苷（c-AMP），具有抗氧化、促进新陈代谢、强化免疫的作用。

### 苹果

苹果含槲皮素、膳食纤维，能促进肠道蠕动，降低胆固醇；含有的钾可排出体内多的钠，缓解水肿；所含多酚类及黄酮类能抗老化；含有的维生素$B_6$可促进神经功能，稳定情绪。

水梨

水梨富含钾，有助排出体内多余的水分，改善脸部水肿；富含钙、类黄酮，可维持血管的健康，软化血管，预防便秘。

柿子

柿子中钾含量高，具有利尿作用；含有的水溶性膳食纤维可促进肠道蠕动，维持肠道益生菌生长。

木瓜

木瓜所含的木瓜酶能分解蛋白质，维持肠道正常菌群；含有的番木瓜碱能抑制亚硝胺的合成，具有抗肿瘤作用。

菠萝

菠萝中的菠萝酶可分解蛋白质，具抗炎、提升免疫力、溶血栓的作用，还可消除疲劳、利尿消肿，有效改善血液循环。

香蕉

香蕉中的色氨酸能转化成血清素，有助于稳定情绪，减少压力造成的暴食；含有的膳食纤维能刺激肠道蠕动，改善便秘。

番石榴（芭乐）

番石榴所含的膳食纤维使胃部产生饱足感，减少正餐进食量；所含杨梅酸有控糖作用；含有的番石榴苷具有消炎作用；含有的维生素C、维生素E具有抗氧化作用，防止自由基对皮肤的伤害。

番茄枝（释迦）

番茄枝富含钾，有助排出多于钠，缓解水肿。

西番莲（百香果）

西番莲含丰富的抗氧化物质类黄酮，能调节免疫；富含钾离子，有助排出体内多余的水分，可维持血压；含有的锌有助于调节男性前列腺功能。

## 火龙果

火龙果含丰富的膳食纤维、胡萝卜素、B族维生素、维生素C、钙、花青素，可增加饱足感，抑制食欲，延缓身体老化，清除胃肠道废物，促进身体代谢。

## 牛油果（鳄梨）

牛油果富含膳食纤维和不饱和脂肪酸、钾、维生素E，故可增加饱足感，抑制食欲，延缓血糖的上升速度；所含维生素$B_6$具有稳定神经、稳定情绪、缓和焦虑的作用，还具有预防慢性炎症的效果。

## 猕猴桃

猕猴桃含有的芳香酶类有助于分解蛋白质；含有的膳食纤维、维生素C、胡萝卜素、钙、镁等成分，能促进肠道蠕动，改善便秘，促进睡眠，降低动脉硬化，阻断亚硝酸盐与胺类结合成致癌因子亚硝胺。

# 其他

## 肉桂

肉桂含有原花青素，可以增加胰岛素敏感度，增加细胞及组织对葡萄糖的利用，促进肝糖原合成，延缓胃排空，降低餐后血糖。

## 咖啡

咖啡含咖啡因，可协助脂肪代谢，提高人体基础代谢，具有利尿作用，并能刺激肠胃蠕动，帮助通便。

## 绿茶

绿茶未经过发酵，所以其抗氧化成分的含量比乌龙茶（半发酵）或红茶要高，富含多酚、单宁、儿茶素、咖啡因、叶绿素，具抗氧化、抗炎、减少脂肪生成的作用。

# 营养师的17招不复胖
## 饮食策略
· · ·

## 极低热量饮食

因为健康原因，需要快速让体重减轻时，极低热量饮食（Very Low Calorie Diet，VLCD）是一个有效的选择。研究发现，这种饮食方式每周可减1~3千克，尤其在前2周效果最明显，通常坚持3~4个月后可减重20%~25%。依据一项5年的研究显示，在极低热量饮食治疗12周以后，第五年时仍有59.4%的男性以及47.1%的女性仍然维持减少最初体重的5%以上；极低热量饮食每日提供400~800千卡的热量，高优质蛋白质（每天每千克理想体重0.8~1.5克），30~100克的碳水化合物，少量的脂肪（通常小于5克），每天至少2升的水及少量的维生素、矿物质，有些则会另外加15~30克的水溶性膳食纤维以帮助排便。

大多数文献建议欲使用极低热量饮食，BMI需≥30，并且具有强烈减肥动机者、曾经尝试多种传统饮食治疗后仍失败者，但不适合怀孕或正在哺乳的女性以及心肌梗死、脑卒中、无法治疗的甲状腺功能低下人群。近年来虽已证实VLCD在短期内减轻体重是安全、有效的，但仍有其危险性，所以应在医师、营养师以及行为治疗师等专家团队的监控下进行为期12周的减肥计划（亦有人建议只要6周即可）。极低热量饮食通常执行到第3至第5周的时间就应逐渐加入高碳水化合物、低脂食物（例如蔬菜、谷薯类），接着再加入优质蛋白质及中等的脂肪，渐渐取代极低热量饮食。但须结合各种治疗方法（行为治疗、营养教育、运动处方、生活形态、药物治疗等），才能达到长期维持体重的效果。

### 极低热量饮食（VLCD）份数＆食谱 以60千克体重为例

一天热量800千卡，食物分量中碳水化合物占总热量44%（352千卡），蛋白质占总热量34%（272千卡），脂肪占总热量22%（176千卡）。

## 极低热量饮食800千卡三大营养素分配比例

| | 千卡 | % | 千卡/克 | 克 | 热量 |
|---|---|---|---|---|---|
| 碳水化合物 | 800 | 44% | 4 | 88 | 352 |
| 蛋白质 | 800 | 34% | 4 | 68 | 272 |
| 脂肪 | 800 | 22% | 9 | 20 | 176 |
| 总计 | | | | | 800 |

## 极低热量饮食份数

| 种类 | 谷薯 | 豆、鱼、肉、蛋 | 蔬菜 | 低脂奶 | 水果 | 油脂 | 总计 |
|---|---|---|---|---|---|---|---|
| 份数 | 3 | 7 | 3 | 1 | 1 | | 15 |
| 热量（千卡） | 210 | 385 | 75 | 120 | 60 | | 850 |
| 碳水化合物（克） | 45 | | 15 | 12 | 15 | | 87 |
| 蛋白质（克） | 6 | 49 | 3 | 8 | | | 66 |
| 脂肪（克） | | 21 | | | | | 25 |

## 极低热量饮食一日分量分配

| 种类 | 谷薯 | 豆、鱼、肉、蛋 | 蔬菜 | 低脂奶 | 水果 | 油脂 |
|---|---|---|---|---|---|---|
| 早餐 | 3 | 3 | | 1 | | |
| 加餐 | | | | | | |
| 午餐 | | 2 | 1 | | | |
| 加餐 | | | | | 1 | |
| 晚餐 | | 2 | 2 | | | |
| 加餐 | | | | | | |

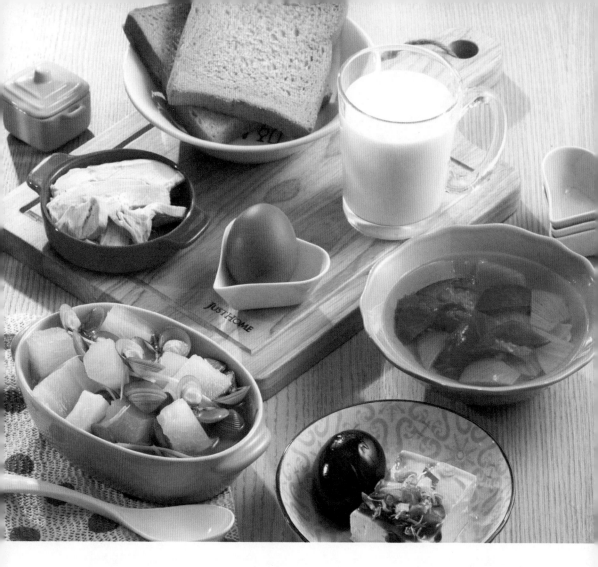

## 极低热量饮食食谱

第 **1** 餐　吐司配牛奶鸡蛋·······································································

| 材料 | 吐司2片，鸡蛋1个，鸡胸肉60克，低脂牛奶240毫升，胡椒盐少许。

| 做法 | 1. 鸡蛋放入电锅中，外加一杯水，蒸熟备用。

2. 将洗净的鸡胸肉放置烤箱烤至金黄色后，撒上胡椒盐，再夹入全麦吐司中即可食用。

3. 倒低脂牛奶240毫升饮用。

第 **2** 餐　皮蛋豆腐配番茄洋葱汤⸺⸺⸺⸺⸺⸺⸺⸺⸺⸺⸺⸺⸺⸺

　材料　皮蛋1个，老豆腐80克，番茄、洋葱各50克，葱末5克，盐1克，
　　　　酱油少许。

　做法　1. 取适量的水加盐煮开，放豆腐焯烫30秒，捞出备用。

　　　　2. 皮蛋去壳、剖半，放在豆腐旁。

　　　　3. 加入酱油、葱末即可食用。

　　　　4. 将番茄、洋葱洗净，切块备用。

　　　　5. 准备适量开水，放入番茄块、洋葱块后再加盐、葱末，煮熟即
　　　　　 可食用。

（加餐）　苹果⸺⸺⸺⸺⸺⸺⸺⸺⸺⸺⸺⸺⸺⸺⸺⸺⸺⸺⸺⸺⸺⸺⸺⸺⸺⸺

　材料　苹果1个（145克）。

　做法　取苹果，削皮后即可食用。

第 **3** 餐　冬瓜蚬汤⸺⸺⸺⸺⸺⸺⸺⸺⸺⸺⸺⸺⸺⸺⸺⸺⸺⸺⸺⸺⸺⸺⸺⸺

　材料　黄金蚬90粒，冬瓜200克，嫩姜丝5克，盐1克。

　做法　1. 将黄金蚬洗净；冬瓜去皮及瓤，洗净，切块备用。

　　　　2. 将黄金蚬、冬瓜块放入锅中煮熟，放姜丝、盐，关火闷熟即可
　　　　　 食用。

## 限制热量饮食

欲减轻1千克体重，需减少食物摄入或增加热量消耗7700千卡，所以减轻体重最常见也较能持久的方法是，均衡摄取各类食物并注意进食分量的限制热量饮食，这种方法可以获得充足的碳水化合物、必需脂肪酸及蛋白质等营养素。限制热量饮食的碳水化合物占总热量50%～55%（食物来源为蔬菜、水果、全谷类），为了避免瘦组织减少，摄入的蛋白质应占总热量15%～25%，脂肪以不超过总热量30%为原则。食物应富含膳食纤维，可以减少热量密度，延缓胃排空时间，促进饱足感，减少肠道吸收。一天总热量，以女性不低于1200千卡，男性不低于1500千卡为原则。

### 限制热量饮食份数＆食谱　以60千克体重为例

一天热量1200千卡，食物分量中碳水化合物占总热量50%（600千卡），蛋白质占总热量20%（240千卡），脂肪占总热量30%（360千卡）。

## 限制热量饮食1200千卡三大营养素分配比例

|  | 千卡 | % | 千卡/克 | 克 | 热量 |
|---|---|---|---|---|---|
| 碳水化合物 | 1200 | 50% | 4 | 150 | 600 |
| 蛋白质 | 1200 | 20% | 4 | 60 | 240 |
| 脂肪 | 1200 | 30% | 9 | 40 | 360 |
| 总计 |  |  |  |  | 1200 |

## 限制热量饮食份数

| 种类 | 谷薯 | 豆、鱼、肉、蛋 | 蔬菜 | 低脂奶 | 水果 | 油脂 | 总计 |
|---|---|---|---|---|---|---|---|
| 份数 | 7 | 5 | 3 | 1 | 1 | 2.5 | 19.5 |
| 热量（千卡） | 490 | 375 | 75 | 120 | 60 | 112.5 | 1232.5 |
| 碳水化合物（克） | 105 |  | 15 | 12 | 15 |  | 147 |
| 蛋白质（克） | 14 | 35 | 3 | 8 |  |  | 60 |
| 脂肪（克） |  | 25 |  | 4 |  | 12.5 | 41.5 |

## 限制热量饮食一日分量分配

| 种类 | 谷薯 | 豆、鱼、肉、蛋 | 蔬菜 | 低脂奶 | 水果 | 油脂 |
|---|---|---|---|---|---|---|
| 早餐 | 3 |  |  | 1 | 1 | 0.5 |
| 加餐 |  |  |  |  |  |  |
| 午餐 | 2 | 3 | 1.5 |  |  | 1 |
| 加餐 |  |  |  |  |  |  |
| 晚餐 | 2 | 2 | 1.5 |  |  | 1 |
| 加餐 |  |  |  |  |  |  |

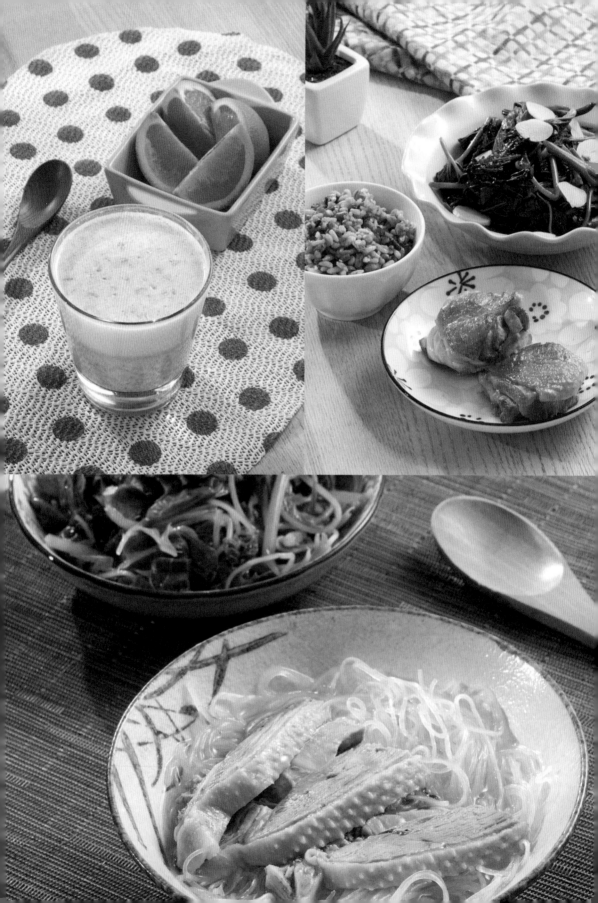

# 限制热量饮食食谱

第 **①** 餐　杏仁牛奶配水果················································································

| 材料 | 低脂牛奶1杯（240毫升），麦片60克，糙米粉20克，杏仁粉3.5克，柳橙1个。 |

| 做法 | 1. 取一杯低脂牛奶，加入麦片及杏仁粉，搅拌均匀。<br>2. 取一个柳橙，搭配杏仁牛奶即可食用。 |

第 **②** 餐　十谷鸡腿饭配拌红薯叶················································································

| 材料 | 十谷饭100克，鸡腿120克，红薯叶150克，意大利香料、盐各1克，苦茶油5克，大蒜2瓣。 |

| 做法 | 1. 将十谷米洗净后煮成十谷饭。<br>2. 将苦茶油倒入平底锅中，放鸡腿煎至金黄熟透，撒上意大利香料即可。<br>3. 锅中放适量水煮开，放入择洗净的红薯叶略煮，起锅后放入切好的蒜片、盐，拌匀即可食用。 |

第 **③** 餐　粉丝鸭肉配拌苋菜················································································

| 材料 | 粉丝40克，鸭肉60克，苋菜150克，姜丝5克，苦茶油5克，大蒜3瓣，盐2克。 |

| 做法 | 1. 将鸭肉切片，烫熟备用。<br>2. 锅中水煮沸后加入粉丝煮软，加盐、姜丝调味，捞出，放入鸭肉即可。<br>3. 将苋菜烫熟，捞入碗中，加入切碎的蒜、苦茶油、盐，拌匀即可食用。 |

## 低糖饮食

这是北美地区热门的减肥方式，包括最常听的阿特金斯饮食（Atkins Diet）、迈阿密饮食（South Beach Diet）、区域饮食（The Zone Diet）都属于低糖饮食代表。低糖饮食的定义不一致，一般是指每天吃21～70克（1～4.5份）碳水化合物。人体摄取少于50克碳水化合物会产生酮体，使肝糖原分解及流失大量水分，快速减少体重而非减少体脂肪。研究显示，低糖饮食短期（2周~6个月）减重效果优于低脂饮食，长期减重（12个月）则不然。低糖饮食形态较具代表性的是由1992年阿特金斯《新饮食革命》（*New Diet Revolution*）一书中的限糖饮食，此法由于容易执行，短期减重常有不错的效果而被广为采用。不过也有研究报告，在比较不同的瘦身饮食法时，经常批评这些实验设计不当、受试者太少、研究时间不够久等。低糖高脂的三大产热营养素的热量比例分别为碳水化合物（＜20%）、脂肪（55%～65%）、蛋白质（25%～30%）。根据吴辅佑教授《肥胖与塑身生理学》一书中，部分内容提到，以阿特金斯饮食法为例，低糖饮食经常分成四个阶段：

### 第一阶段：诱导期

每天总热量在1200千卡左右，碳水化合物从正常饮食的60%降到5%左右，脂肪增加到60%，蛋白质则增加到35%；执行2周，严格限制碳水化合物，每天20克以内，例如：一天吃1份谷薯类、0.5份蔬菜类、0.5份水果类，相当于一天只能吃一片吐司、半碗蔬菜、半碗水果。他认为这样能够使身体快速进入脂肪分解状态。所吃的食物主要以豆、鱼、肉、蛋及油脂为主，尤其是奶油或植物油不限制，同时补充低生糖指数的食物，原则上就是以当季盛产的、富含膳食纤维的蔬菜为主，例如空心菜、秋葵、圆白菜、菜花等。水果不能多吃，宜补充复合维生素。该阶段不能喝酒，鼓励运动。这个时期可以在2周内减掉原体重的10%左右，是阿特金斯饮食法的精华所在。一般认为健康减肥就是减少原体重的5%～10%，就可以明显改善高血压、血脂异常和糖尿病等"三高"问题。这一饮食法可以在第一阶段就达到这个目标，所以第二个阶段可以放慢减重速度。

第二阶段：持续减重期

每天总热量在1627千卡，碳水化合物占8.6%，脂肪占58%，蛋白质占33%。碳水化合物每天50克左右，例如：一天吃2份谷薯类、1份蔬菜、1份水果，相当于一天只能吃半碗饭、一碗蔬菜、一碗水果；其间还要测尿液中的酮体含量以观察脂肪是否代谢，从而判断摄入的碳水化合物是否可以维持减重。也就是说，如果尿中测到酮体，代表吃进的米饭、面食等碳水化合物不多，能持续减重的原理是利用低糖饮食造成脂肪燃烧代谢不完全，让身体产生酮体，造成身体肌肉、水分的流失，体重就会继续减轻；相反，如果尿液中测不到酮体，代表吃进的碳水化合物过多，饮食上就必须继续减少碳水化合物来帮助减轻体重。

第三阶段：维持前期

在该阶段，碳水化合物每周可继续增加，每天从50克左右慢慢加，找出不减重也不增重的一天最大碳水化合物量。

第四阶段：维持期

从前面几个阶段自己找出适合自己的饮食方式，监控自己的体重，维持体重不会上升的碳水化合物量，如果体重增加，可以随时跳回前面第一阶段的饮食减肥法。

要达到燃脂效果的低糖饮食并不是完全不吃淀粉（也就是碳水化合物），只是前2周左右减肥的初期阶段，摄入的碳水化合物量很少，后续阶段就可以渐进式增加适合自己的量，这种饮食法最重要的是通过监测酮体情况找出自己最佳的减重时的碳水化合物摄入量。

## 低糖饮食份数＆食谱　以60千克体重为例

一天热量1200千卡，食物分量中碳水化合物占总热量10%（120千卡），蛋白质占总热量30%（360千卡），脂肪占总热量60%（720千卡）。

## 低糖饮食1200千卡三大营养素分配比例

|  | 千卡 | % | 千卡/克 | 克 | 热量 |
|---|---|---|---|---|---|
| 碳水化合物 | 1200 | 10% | 4 | 30 | 120 |
| 蛋白质 | 1200 | 30% | 4 | 90 | 360 |
| 脂肪 | 1200 | 60% | 9 | 80 | 720 |
| 总计 |  |  |  |  | 1200 |

## 低糖饮食份数

| 种类 | 谷薯 | 豆、鱼、肉、蛋 | 蔬菜 | 奶 | 水果 | 油脂 | 总计 |
|---|---|---|---|---|---|---|---|
| 份数 | 1 | 12 | 1.5 | 0.5 | 0.2 | 4 | 19.2 |
| 热量（千卡） | 70 | 900 | 37.5 | 60 | 12 | 180 | 1259.5 |
| 碳水化合物（克） | 15 |  | 7.5 | 6 | 3 |  | 31.5 |
| 蛋白质（克） | 2 | 84 | 1.5 | 4 |  |  | 91.5 |
| 脂肪（克） |  | 60 |  | 2 |  | 20 | 82 |

## 低糖饮食一日分量分配

| 种类 | 谷薯 | 豆、鱼、肉、蛋 | 蔬菜 | 奶 | 水果 | 油脂 |
|---|---|---|---|---|---|---|
| 早餐 | 1 | 4 |  |  |  | 1 |
| 加餐 |  |  |  |  |  |  |
| 午餐 |  | 4 | 1 |  |  | 1 |
| 加餐 |  |  |  | 0.5 | 0.2 | 1 |
| 晚餐 |  | 4 | 0.5 |  |  | 1 |
| 加餐 |  |  |  |  |  |  |

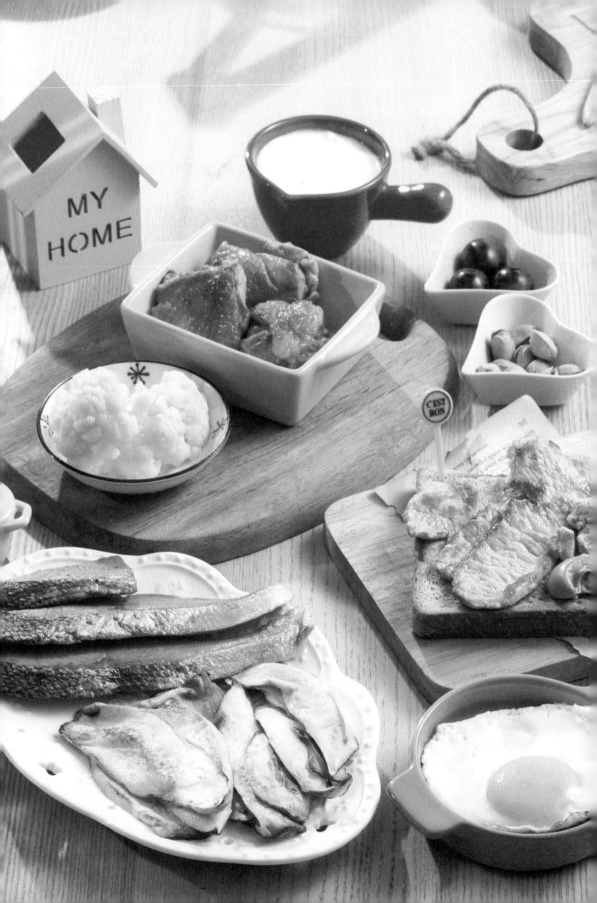

# 低糖饮食食谱

## 第 **1** 餐　猪排吐司配豆浆 ·········································································

| 材料 | 无糖豆浆260毫升，全麦吐司1片，鸡蛋1个，猪小排70克，盐少许，花生酱、橄榄油各3克。 |
| 做法 | 1. 取橄榄油至平底锅中，加少许盐，将猪小排、鸡蛋分别煎熟备用。 |
|  | 2. 取花生酱均匀涂抹在全麦吐司上。 |
|  | 3. 将煎熟的猪小排鸡蛋放在吐司上，搭配豆浆食用。 |

## 第 **2** 餐　三文鱼佐杏鲍菇 ·········································································

| 材料 | 三文鱼140克，杏鲍菇100克，橄榄油1茶匙（1茶匙为5克），意大利香料、五香粉各少许。 |
| 做法 | 1. 将三文鱼洗净备用。 |
|  | 2. 三文鱼用小火慢慢煎至金黄，撒意大利香料即可食用。 |
|  | 3. 平底锅中加入橄榄油，放入洗净、切片的杏鲍菇，用小火慢慢煎至金黄，加五香粉即可。 |

 加餐　坚果酸奶配水果 ·········································································

| 材料 | 开心果10粒，酸奶120毫升，葡萄26克。 |
| 做法 | 1. 葡萄洗净备用。 |
|  | 2. 酸奶中拌入开心果直接食用。 |

## 第 **3** 餐　鸡排套餐 ·········································································

| 材料 | 鸡排160克，菜花50克，橄榄油1茶匙，胡椒盐1克，姜丝少许。 |
| 做法 | 1. 平底锅中加入橄榄油，将鸡排用小火慢慢煎至金黄，撒胡椒盐即可食用。 |
|  | 2. 锅中水煮开，放入洗净、切朵的菜花焯烫至熟，捞出后加入橄榄油、胡椒盐、姜丝即可食用。 |

## 低脂饮食

低脂饮食（膳食指南建议每天脂肪摄取量占总热量30%以下，饱和脂肪小于10%）碳水化合物来源强调从蔬菜、水果及谷薯中获取，例如面包、饼干、意大利面、胡萝卜、香蕉等。研究显示低脂饮食（脂肪占总热量20%～25%）比一般饮食或高脂饮食（脂肪占总热量35%～40%）能多减3千克体重，且能较好维持减重成效。执行低脂饮食仍应以均衡饮食为原则，每日饮食中的肪脂量小于50克，其余营养素如碳水化合物、蛋白质、维生素、矿物质等均以达到人体健康需要量的一种饮食。若长期使用低脂饮食，应遵照医师、营养师指示补充脂溶性维生素A、维生素D、维生素E、维生素K。

一些临床试验提示，低脂饮食是有效的，在3个月与6个月时可减少较多体重且可降低脂肪、增加高密度脂蛋白胆固醇。有一研究以4.9万名50岁以后的绝经女性为对象并追踪7.5年发现，低脂饮食并摄取较多健康碳水化合物食物（如蔬果及全谷）的组别，在第1年体重平均减少2.2千克，比对照组多减1.9千克；第7.5年减少0.4千克，比对照组持续维持较低体重。但是最近哈佛大学有位肥胖专家发表在《美国医学会杂志》（*JAMA*）的观点是：低脂饮食与降低心脏病风险无关，减少脂肪摄取并不能预测身体脂肪的减少；减少脂肪摄取反而导致慢性病增加，进一步解释其原因是，低脂饮食可能引起生物适应，增加饥饿感，降低代谢率，因此减肥计划容易失败。所以是否使用低脂饮食，仍然需要跟你的营养师进一步探讨。

### 低脂饮食份数＆食谱　以60千克体重为例

一天热量1200千卡，食物分量中碳水化合物占总热量60%（720千卡），蛋白质占总热量20%（240千卡），脂肪占总热量20%（240千卡）。

## 低脂饮食1200千卡三大营养素分配比例

| | 千卡 | % | 千卡/克 | 克 | 热量 |
|---|---|---|---|---|---|
| 碳水化合物 | 1200 | 60% | 4 | 180 | 720 |
| 蛋白质 | 1200 | 20% | 4 | 60 | 240 |
| 脂肪 | 1200 | 20% | 9 | 27 | 240 |
| 总计 | | | | | 1200 |

## 低脂饮食份数

| 种类 | 谷薯 | 豆、鱼、肉、蛋 | 蔬菜 | 低脂奶 | 水果 | 油脂 | 总计 |
|---|---|---|---|---|---|---|---|
| 份数 | 9 | 4.5 | 3 | 1 | 1 | | 18.5 |
| 热量（千卡） | 630 | 337.5 | 75 | 120 | 60 | | 1222.5 |
| 碳水化合物（克） | 135 | | 15 | 12 | 15 | | 177 |
| 蛋白质（克） | 18 | 31.5 | 3 | 8 | | | 60.5 |
| 脂肪（克） | | 22.5 | | 4 | | | 26.5 |

## 低脂饮食一日分量分配

| 种类 | 谷薯 | 豆、鱼、肉、蛋 | 蔬菜 | 低脂奶 | 水果 | 油脂 |
|---|---|---|---|---|---|---|
| 早餐 | 3 | | 1 | 1 | | |
| 加餐 | | | | | | |
| 午餐 | 3 | 2.5 | 1 | | | |
| 加餐 | | | | | 1 | |
| 晚餐 | 3 | 2 | 1 | | | |
| 加餐 | | | | | | |

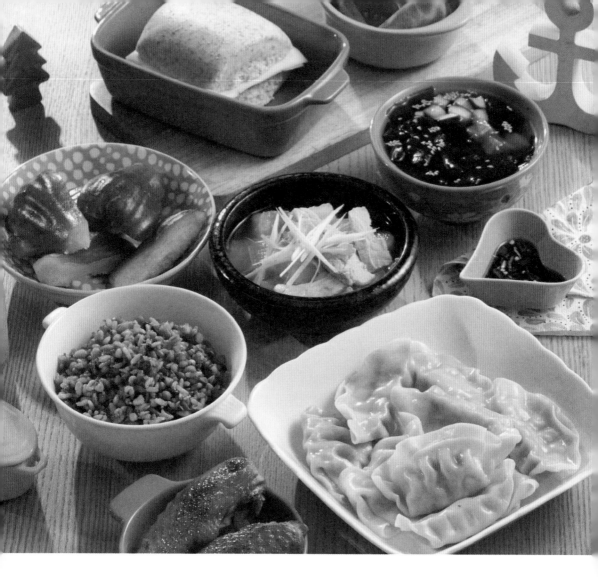

## 低脂饮食食谱

第  餐　奶酪馒头 ·······························································

| 材料 | 全麦馒头90克，低脂奶酪2片，番茄100克，盐1克。
| 做法 | 1. 全麦馒头蒸熟，摆盘备用。

　　　　2. 番茄洗净，去皮切块，备用。

　　　　3. 馒头切开，将奶酪片放入其中即可食用。

第 **2** 餐　姜黄鸡翅海带芽餐·······································································

| 材料 | 十谷米60克，鸡翅100克，海带芽20克，胡萝卜50克，小黄瓜30克，姜黄、白芝麻各少许，胡椒盐、盐各1克。

| 做法 | 1. 将十谷米洗净，煮成十谷饭。
　　　 2. 将姜黄抹在鸡翅上，待鸡翅上色后煎至金黄熟透，撒上胡椒盐即可。
　　　 3. 将胡萝卜、小黄瓜、海带芽洗净，切丁备用。
　　　 4. 锅中加适量水煮沸，放入胡萝卜丁、小黄瓜丁、海带芽丁，用中火煮至熟透，起锅后再拌上白芝麻、盐即可食用。

加餐　莲雾·································································································

| 材料 | 莲雾2个（180克）。
| 做法 | 莲雾洗净，切片装盘即可。

第 **3** 餐　水饺套餐·······························································································

| 材料 | 圆白菜水饺9个，冬瓜100克，猪肉30克，姜丝5克，盐1克。
| 做法 | 1. 将水饺煮熟备用。
　　　 2. 将冬瓜去皮及瓤，切片备用。
　　　 3. 锅中加适当水，放入冬瓜片，用中火煮至熟透，加入洗净切片的猪肉、姜丝、盐，煮沸后即可起锅食用。

## 低蛋白饮食

台湾的卫生研究院在《慢性肾脏病临床诊疗指引》中提到，控制体重、血压及血糖等是防治慢性肾脏病重要的方法，可以从运动、戒烟及减重等生活方式做改变，维持健康体重很重要，因为肥胖会造成细胞发炎，活化致炎激素，使肾脏血管及全身性血管受到损伤。

美国肾脏病基金会准则（NKF/KDOQI）对于慢性肾脏病的定义如下：

1. 肾小球滤过率大于60mL/min/1.73m²，但临床上有蛋白尿、血尿、影像学或病理学等肾脏实质伤害证据，且病程达3个月以上。

2. 只要肾小球滤过率小于60mL/min/1.73m²，不论是否有肾脏实质伤害的证据，且病程达3个月以上。

---

肾小球过滤率（GFR）：判断肾功能的指标，一般正常值＞60mL/min/1.73m²

公式：$GFR = 186 \times Scr^{-1.154} \times 年龄^{-0.203} \times 0.742（女性）\times 1.212（非裔）$

---

依公式估算出肾小球过滤率，根据肾小球过滤率、有无肾脏伤害，再将慢性肾脏病分为5期。

**慢性肾脏病分期**

| 病程 | 类型 | GFR（mL/min/1.73m²） | 每天蛋白质需要量（克/千克） |
|---|---|---|---|
| 1期 | 肾功能正常但有肾脏实质伤害，如微量蛋白尿 | ≥90 | 0.75 |
| 2期 | 轻度慢性肾功能障碍且有肾脏实质伤害，如微量蛋白尿 | 60~89 | 0.75 |
| 3期 3A 3B | 中度慢性肾功能障碍 | 30~59 45~59 30~44 | 0.75 |
| 4期 | 重度慢性肾功能障碍 | 15~29 | 0.6（未透析） |
| 5期 | 末期肾脏病 | ＜15 | 0.6（未透析） |

目前，台湾对慢性肾脏病的评估如下：

1. 以血清肌酐估算肾小球滤过率。
2. 以尿液试纸检测蛋白尿（2次以上）、尿液白蛋白与肌酐比值、尿液全蛋白与肌酐比值为可行筛检工具。

慢性肾脏病高危人群，目前以GFR与微蛋白尿两项筛检为主，有助于早期诊断，防止疾病恶化及心血管疾病的发展。慢性肾脏病患者在肾衰的不同阶段，饮食处方要根据不同疾病阶段进行调整，没有一份可以适用于所有肾脏病患者的饮食，必要时应找肾脏专科营养师制定最合适自己的饮食模式，定期做营养咨询，配合医嘱，才能延缓肾功能恶化。

一般慢性肾脏病患者通常都不敢吃太多，认为少吃一些可以减缓肾脏负担，但往往造成身体蛋白质–热量营养不良，吃足够热量才是慢性肾脏病避免发生营养不良最重要的部分。根据美国肾脏病基金会准则建议：年龄<60岁，热量为35千卡/千克/天；年龄≥60岁，热量为30~35千卡/千克/天。但依据营养师实际临床操作发现，患者因活动量较小、基因等因素，热量给予25~32千卡/千克/天就能满足一天所需。

蛋白质方面，每天蛋白质的需要量则要看疾病处于哪个阶段：1~3期，0.75克/千克，至少50%应为优质蛋白质；4~5期（未透析），0.6克/千克，至少50%为优质蛋白质；当无法摄取足够热量时，蛋白质最多可增加至每天0.75克/千克。

当蛋白质摄入较少时，必须补充一些不含蛋白质或蛋白质含量极低但含有热量的碳水化合物食用，例如冬粉、米粉、淀粉、红薯、藕粉、凉粉、粉皮、西米等，以及在烹调上可以多利用煎、炒的烹调方式以增加油脂量，才能提高热量的摄取。

低蛋白饮食因为食物分量吃得较少，饮食仍可以有正常咸度，钠的建议量为2300毫克/天，换算成每日可使用的盐量约为1茶匙（5克）。初期不用限钾，若每日尿量小于1000毫升或血清中钾离子浓度偏高时（>5.5毫摩/升），才需要限制钾离子摄取；若要限制钾离子，每日建议2400毫克，应将蔬菜焯烫后再炒，少喝汤与果汁，避免中草药汁，少用代盐、低盐酱油以减少钾离子的摄取。磷建议每日摄取800~1000毫克，限磷时，每天磷＜8~12毫克/千克。一般动物性食物含有机磷，吸收率是40%~60%；碳酸饮料或肉类加工品，如香肠、腊肉、培根、鱼丸、鱼饺含无机磷，吸收率为100%。不过通常吃低蛋白饮食，磷的量就可以限制在适当范围，但是牛奶及奶制品的磷含量较高，吸收率也高，而动物内脏、花生、芝麻、糙米、酵母粉、蛋黄、鱼子、肉松、坚果等磷含量也不少，都要尽量少吃。钙的建议摄取量为1400~1600毫克/天，必要时需额外补充钙片。

慢性肾脏病患者在维生素方面容易缺乏维生素$B_6$、叶酸、维生素C，需要多吃维生素$B_6$丰富的食物，如豆、鱼、肉、牛奶、花生、麦芽、糙米，以及叶酸丰富的食物，如绿色蔬菜、肝、肾、瘦肉。但不建议额外补充维生素A，否则可能过量，导致累积造成中毒。

另外，也不鼓励慢性肾脏病患者喝酒，即使饮酒，每日也不要超过2杯，每杯标准量为17.2毫升酒精。如饮啤酒，每天不超过2罐（每罐350毫升），红酒每天不超过140毫升或烈酒40毫升。

最后要提醒读者，患有慢性肾脏病，请勿服用非甾体抗炎止痛药，只有阿司匹林及扑热痛对患者来说是相对安全的止痛药，谨慎使用止痛药更是延缓病情恶化的重要一环。

## 低蛋白饮食份数＆食谱　以60千克体重为例

一天热量1500千卡，蛋白质45克（0.75克/千克/天）。食物分量中碳水化合物占总热量57%（855千卡），蛋白质占总热量12%（180千卡），脂肪占总热量31%（465千卡）。

## 低蛋白饮食1500千卡三大营养素分配比例

|  | 千卡 | % | 千卡/克 | 克 | 热量 |
|---|---|---|---|---|---|
| 碳水化合物 | 1500 | 57% | 4 | 214 | 855 |
| 蛋白质 | 1500 | 12% | 4 | 45 | 180 |
| 脂肪 | 1500 | 31% | 9 | 52 | 465 |
| 总计 |  |  |  |  | 1500 |

## 低蛋白饮食份数

| 种类 | 谷薯 | 豆、鱼、肉、蛋 | 蔬菜 | 低脂奶 | 水果 | 油脂 | 总计 |
|---|---|---|---|---|---|---|---|
| 份数 | 12 | 2.5 | 3 |  | 1 | 8 | 26.5 |
| 热量（千卡） | 840 | 187.5 | 75 |  | 60 | 360 | 1522.5 |
| 碳水化合物（克） | 180 |  | 15 |  | 15 |  | 210 |
| 蛋白质（克） | 24 | 17.5 | 3 |  |  |  | 44.5 |
| 脂肪（克） |  | 12.5 |  |  |  | 40 | 52.5 |

## 低蛋白饮食一日分量分配

| 种类 | 谷薯 | 豆、鱼、肉、蛋 | 蔬菜 | 低脂奶 | 水果 | 油脂 |
|---|---|---|---|---|---|---|
| 早餐 | 2 | 1 | 0.5 |  |  | 3 |
| 加餐 | 2.5 |  |  |  | 1 |  |
| 午餐 | 3 | 1 | 1.5 |  |  | 2 |
| 加餐 | 2.5 |  |  |  |  | 2 |
| 晚餐 | 2 | 0.5 | 1 |  |  | 1 |
| 加餐 |  |  |  |  |  |  |

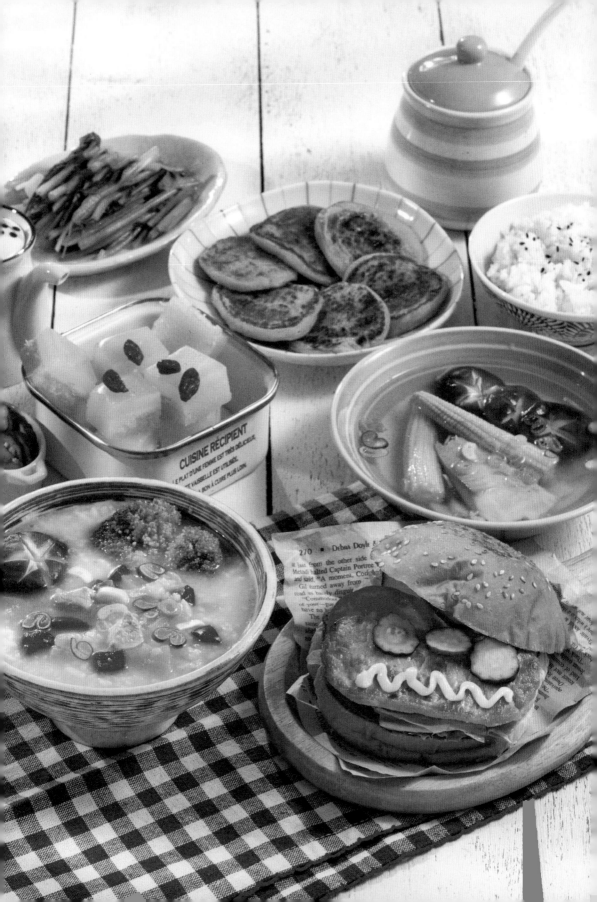

## 低蛋白饮食食谱

### 第 ① 餐　猪排汉堡 ·····················································································

| 材料 | 汉堡面包1个（60克），猪里脊30克，小黄瓜25克，番茄10克，生菜15克，苦茶油2茶匙，蛋黄酱1茶匙。 |
| 做法 | 1. 把所有蔬菜洗好，切片备用。 |
|  | 2. 将汉堡面包加热，备用。 |
|  | 3. 猪里脊用苦茶油煎熟，将煎好的猪里脊、小黄瓜、番茄、生菜等放入汉堡面包中，抹蛋黄酱即可食用。 |

### 　菠萝凉糕 ·····················································································

| 材料 | 净菠萝130克，玉米粉40克，砂糖7.5克，枸杞子少许。 |
| 做法 | 1. 切块的菠萝、玉米粉、砂糖一起放入搅拌机，加入100毫升凉白开，一起打泥备用。 |
|  | 2. 将菠萝泥放入电锅蒸至发黏，凉凉后切块，撒入洗净的枸杞子即可食用。 |

### 第 ② 餐　鲷鱼汤套餐 ·····················································································

| 材料 | 大米60克，香茅1根，鲷鱼片30克，鲜香菇、玉米笋各25克，大蒜3瓣，菠菜100克，姜末、鱼露各10克，黑芝麻、葱花各少许，香油、苦茶油各1茶匙，盐1克。 |
| 做法 | 1. 大米洗净，煮成米饭，撒黑芝麻。 |
|  | 2. 锅中加适量水烧开，放入香茅、姜末、鱼露、香菇、玉米笋、鲷鱼片，煮熟后加入香油、葱花即可。 |
|  | 3. 锅中加苦茶油，加入去皮的蒜、洗净的菠菜、盐一起炒熟即可。 |

**加餐** 蜂蜜南瓜煎饼 ························································································

| 材料 | 南瓜110克，澄粉20克，橄榄油2茶匙，蜂蜜7.5克。

| 做法 | 1. 先将南瓜蒸熟，去皮备用。

2. 将澄粉加100毫升凉白开调匀，再加入蒸熟的南瓜、蜂蜜拌匀，备用。

3. 锅中加橄榄油，将南瓜泥煎成金黄色即可。

**第 3 餐** 鸡丁蔬菜粥 ·······························································································

| 材料 | 大米40克，鸡胸肉15克，西蓝花、鲜香菇、黄甜椒、红甜椒、圆白菜各20克，橄榄油1匙，盐1克，葱花少许。

| 做法 | 1. 鸡胸肉、西蓝花、鲜香菇、黄甜椒、红甜椒、圆白菜分别洗净，甜椒、鸡胸肉、西蓝花切丁，鲜香菇打花刀，圆白菜切丝。

2. 锅中加橄榄油，将处理好的香菇、黄甜椒、红甜椒、西蓝花、圆白菜、鸡胸肉炒熟，加盐调味，再放适量水、大米煮熟，加入葱花增香即可食用。

## 高蛋白饮食

营养学家设计的食谱，蛋白质大都占热量10%～20%，如果占热量25%以上或者以每千克体重1.2～1.5克的蛋白质计算，则为高蛋白饮食。其中优质蛋白质（如大豆及其制品、鱼、禽畜肉、蛋、牛奶及其制品等）至少应占每日蛋白质总量的一半以上。

约翰斯·霍普金斯大学的研究发现，蛋白质占总热量25%，降血压、降低密度脂蛋白胆固醇以及脂肪比传统的高碳水化合物饮食更好。其他研究发现，富含蛋白质的饮食可以延缓胃排空，消耗更多的热量，增加代谢，帮助预防肥胖和糖尿病。伊利诺伊大学营养学教授唐纳德·莱曼（Donald Layman）说，富含蛋白质的早餐可以控制食欲，早餐至少应该吃30克蛋白质（大概是2个鸡蛋和一片奶酪的量）。另一项研究发现，节食者将蛋白质摄取量增加到30%，每天摄取的热量减少了450千卡，在12周的研究中，比没有做任何调整多减了约11磅（约5千克）。但需注意摄取过多蛋白质，需搭配足量的水。运用高蛋白饮食来减重不建议超过2个月，同时需定期做体检以确保身体健康。

### 高蛋白饮食份数＆食谱　以60千克体重为例

一天热量1200千卡，食物分量中碳水化合物占总热量50%（600千卡），蛋白质占总热量25%（300千卡），脂肪占总热量25%（300千卡）。

## 高蛋白饮食1200千卡三大营养素分配比例

| | 千卡 | % | 千卡/克 | 克 | 热量 |
|---|---|---|---|---|---|
| 碳水化合物 | 1200 | 50% | 4 | 150 | 600 |
| 蛋白质 | 1200 | 25% | 4 | 75 | 300 |
| 脂肪 | 1200 | 25% | 9 | 33 | 300 |
| 总计 | | | | | 1200 |

## 高蛋白饮食份数

| 种类 | 谷薯 | 豆、鱼、肉、蛋 | 蔬菜 | 低脂奶 | 水果 | 油脂 | 总计 |
|---|---|---|---|---|---|---|---|
| 份数 | 8 | 7 | 1.5 | 1 | 1 | 2 | 20.5 |
| 热量（千卡） | 560 | 385 | 37.5 | 120 | 60 | 90 | 1252.5 |
| 碳水化合物（克） | 120 | | 7.5 | 12 | 15 | | 154.5 |
| 蛋白质（克） | 16 | 49 | 1.5 | 8 | | | 74.5 |
| 脂肪（克） | | 21 | | 4 | | 10 | 35 |

## 高蛋白饮食一日分量分配

| 种类 | 谷薯 | 豆、鱼、肉、蛋 | 蔬菜 | 低脂奶 | 水果 | 油脂 |
|---|---|---|---|---|---|---|
| 早餐 | 2 | 2 | | 1 | | 1 |
| 加餐 | | | | | | |
| 午餐 | 3 | 3 | 0.5 | | | 1 |
| 加餐 | | | | | 1 | |
| 晚餐 | 3 | 2 | 1 | | | |
| 加餐 | | | | | | |

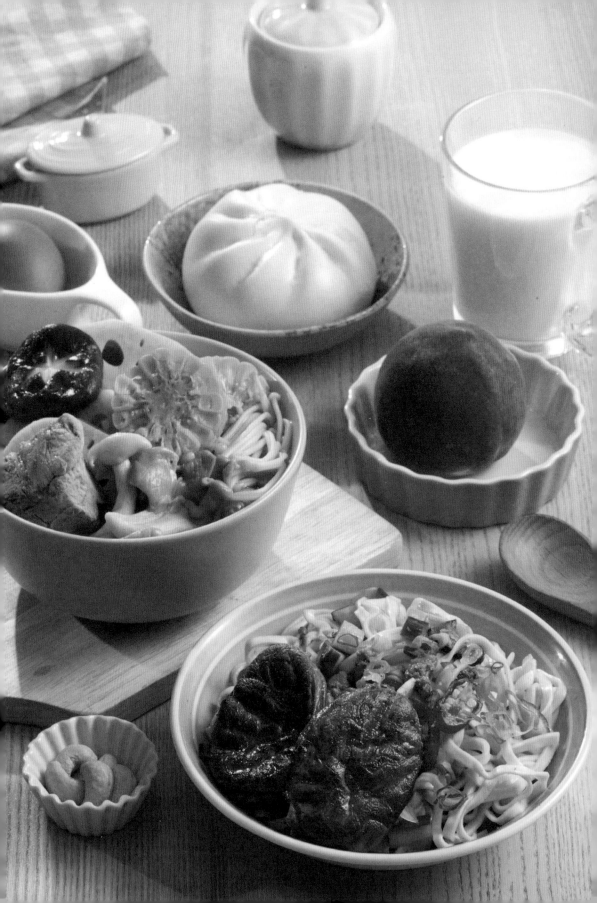

# 高蛋白饮食食谱

## 第 ① 餐　肉包套餐 ········································································

| 材料 | 鲜肉包1个，低脂牛奶240毫升，原味腰果5粒，鸡蛋1个。 |
| 做法 | 1. 将鲜肉包蒸熟，摆盘备用。 |
| | 2. 鸡蛋煮熟，去壳食用。 |
| | 3. 倒取低脂牛奶，撒入腰果饮用。 |

## 第 ② 餐　牛排干面 ········································································

| 材料 | 干面条60克，猪肉馅15克，小黄瓜50克，牛排75克，橄榄油、酱油各1茶匙，大蒜1瓣，葱末、辣椒圈各少许。 |
| 做法 | 1. 将猪肉馅、去皮的蒜、酱油放置炒锅炒熟，备用。 |
| | 2. 平底锅中倒入橄榄油，用中火将牛排煎熟。 |
| | 3. 锅中加适量水烧开，放入干面条煮至熟透，装盘后淋上步骤1的肉臊，加入葱末、辣椒圈，配小黄瓜食用。 |

## （加餐）　水蜜桃 ········································································

| 材料 | 水蜜桃1个（145克）。 |
| 做法 | 水蜜桃洗净，去皮即可食用。 |

## 第 ③ 餐　莲藕菌菇汤 ········································································

| 材料 | 玉米65克，莲藕200克，鲜香菇、白玉菇、秀珍菇、金针菇、胡萝卜各20克，排骨、鸡爪各30克，盐1克。 |
| 做法 | 1. 将排骨、鸡爪洗净，入沸水焯烫，备用。 |
| | 2. 锅中水烧开，将食材依序放沸水中煮至软烂，加盐调味即可食用。 |

## 低生糖指数饮食

食物生糖指数（Glycemic index，缩写"GI"），代表我们吃进的食物经胃肠道消化吸收后，其所含的糖分导致血糖上升速度快慢的数值。国外研究指出，吃较多高GI食物（如精制淀粉类食物，白米饭、糯米饭、白吐司或白面包等），会加速血糖上升，容易引起饥饿感而诱发食欲，增加进食量，并促进食物代谢和生成脂肪，增加人体血液或细胞中脂肪堆积。而"低GI"这个概念最早用在糖尿病饮食上，低GI食物是指糖含量低、膳食纤维含量高、在胃肠中吸收缓慢的食物，血糖浓度上升较慢，胰岛素也不会大量分泌，进而达到控血糖、减重的目的。

通常越粗糙、加工过程越少的食物GI值越低，相反，越精制的食物GI值越高，而一般GI值在55以下则是低生糖指数食物，56~69是中生糖指数食物，超过70就是高生糖指数食物。影响食物GI值的因素相当多，有糖含量、淀粉粒的性质、食物组成的分子结构、烹调时间与加工方法、膳食纤维含量、食物的种类、蔬果的成熟度、食物的油脂含量与酸度、食物的物理性状、营养素组成等，故低GI食物不等于低脂或低盐食物，低GI食物仍然要控制摄入量，选择以原味、低脂、低盐、低糖、高纤等为原则。

### 低生糖指数饮食份数＆食谱　以60千克体重为例

一天热量1200千卡，食物分量中碳水化合物占总热量50%（600千卡），蛋白质占总热量20%（240千卡），脂肪占总热量30%（360千卡）。

## 常见食物生糖指数对照表

| 食物种类 | GI<br>以白面包（GI=100）作为对照参考指标 |
|---|---|
| 谷薯类<br>（包括杂豆） | 全麦早餐谷类43±3，御豆46±13，粉丝56±13，意大利面60±4，米粉61±6，速食面67±2，通心粉67±3，豌豆粒68±7，绿豆76±11，甜玉米78±6，芋头79±2，乌龙面79±10，燕麦片粥83±5，烤土豆85±4，红薯87±10，玉米脆片90±15，白米饭91±9，即食麦片粥94±1，贝果103±5，薯条107±6，薯片77±4，糯米饭132±9 |
| 蔬菜类 | 山药53±11，菜豆39±6，扁豆41±1，大豌豆（夹）56±12，胡萝卜68±23 |
| 大豆类 | 黄豆25±4 |
| 水果类 | 樱桃32，葡萄柚36，生芒果41，梨47，苹果52±3，李子55±21，草莓57，苹果汁57±1，柳橙60±5，桃子60±20，无糖菠萝汁66±3，葡萄66±4，葡柚汁69±5，柳橙汁71±5，熟芒果73±8，草莓果酱73±14，香蕉74±5，猕猴桃75±8，小红莓汁80，杏82±3，木瓜84±2，菠萝84±11，西瓜103 |
| 乳制品类 | 全脂牛奶38±6，酸奶51，布丁62±5，豆奶63，冰激凌87±10 |
| 烘焙食品类 | 蛋糕（蛋糕粉）54~60，海绵蛋糕66，松饼77±8，天使蛋糕95±7，糖霜蛋糕104，甜甜圈108±10 |
| 零食加餐类 | 花生21±12，腰果31，巧克力61±4，爆米花103±24 |
| 碳酸饮料类 | 可乐83±7，汽水97 |
| 糖类 | 木糖醇11±1，果糖27±4，乳糖66±3，蜂蜜78±7，蔗糖97±7，葡萄糖141±4 |

参考资料：1. 来源为Foster-PowellK, HoltSH, Brand-Miller JC.International table of glycemic index and glycemic load values: 2002.1, Am J Clin Nutr: 2002, 76(1): 5-56

2. 台湾卫生管理部门1999年5月新闻，食物生糖指数会因不同食物来源地、品种、成熟度及烹调加工方式等而有差异

## 低生糖指数饮食1200千卡三大营养素分配比例

|  | 千卡 | % | 千卡/克 | 克 | 热量 |
|---|---|---|---|---|---|
| 碳水化合物 | 1200 | 50% | 4 | 150 | 600 |
| 蛋白质 | 1200 | 20% | 4 | 60 | 240 |
| 脂肪 | 1200 | 30% | 9 | 40 | 360 |
| 总计 |  |  |  |  | 1200 |

## 低生糖指数饮食份数

| 种类 | 谷薯 | 豆、鱼、肉、蛋 | 蔬菜 | 低脂奶 | 水果 | 油脂 | 总计 |
|---|---|---|---|---|---|---|---|
| 份数 | 6 | 5 | 3 | 1 | 2 | 2 | 19 |
| 热量（千卡） | 420 | 375 | 75 | 120 | 120 | 90 | 1200 |
| 碳水化合物（克） | 90 |  | 15 | 12 | 30 |  | 147 |
| 蛋白质（克） | 12 | 35 | 3 | 8 |  |  | 58 |
| 脂肪（克） |  | 25 |  | 4 |  | 10 | 39 |

## 低生糖指数饮食一日分量分配

| 种类 | 谷薯 | 豆、鱼、肉、蛋 | 蔬菜 | 低脂奶 | 水果 | 油脂 |
|---|---|---|---|---|---|---|
| 早餐 | 2 | 1 | 0.5 | 1 | 1 | 1 |
| 加餐 |  |  |  |  |  |  |
| 午餐 | 2 | 2 | 1 |  |  | 1 |
| 加餐 |  |  |  |  | 1 |  |
| 晚餐 | 2 | 2 | 1.5 |  |  |  |
| 加餐 |  |  |  |  |  |  |

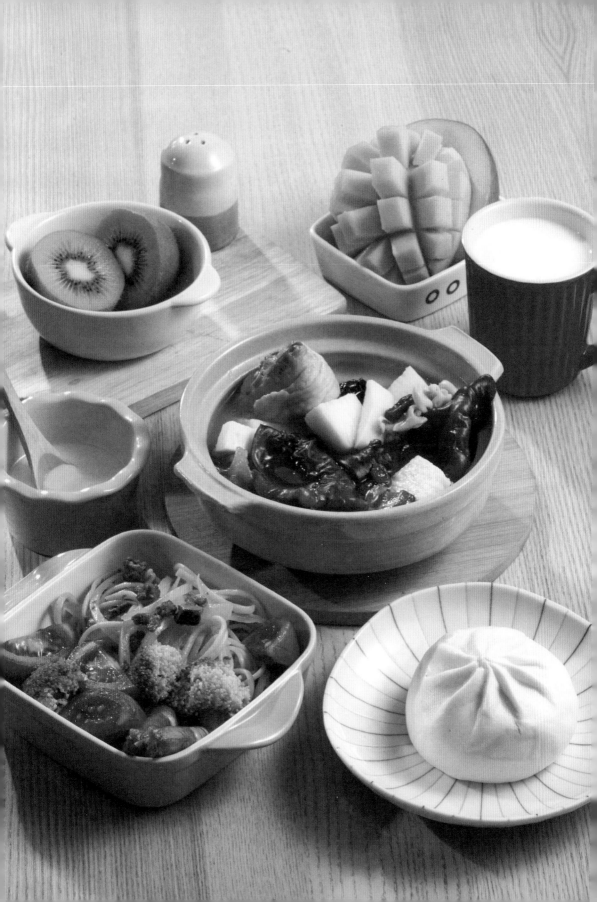

# 低生糖指数饮食食谱

**第 1 餐** 菜包蒸蛋套餐············································································

| 材料 | 菜包1个（90克），鸡蛋1个，低脂牛奶1杯（240毫升），猕猴桃1个，胡椒盐少许，紫苏油1茶匙。

| 做法 | 1. 将菜包蒸熟，摆盘备用。

2. 鸡蛋打成蛋液，加一倍水及胡椒盐于沸水中蒸熟，再加紫苏油即可食用。

3. 倒取低脂牛奶饮用。

4. 猕猴桃洗净，切片后即可食用。

**第 2 餐** 海鲜意大利面············································································

| 材料 | 意大利面40克，猪肉馅30克，白虾2只，番茄50克，西蓝花、洋葱各25克，生抽15克，橄榄油1茶匙，盐1克。

| 做法 | 1. 将食材分别处理好，备用。

2. 锅中加水烧开，放意大利面煮熟，摆盘备用。

3. 将橄榄油倒入锅中，依序将切丝的洋葱、切块的番茄、猪肉馅先拌炒熟透，再加入切朵的西蓝花、生抽、白虾、盐煮熟，放到煮好的面上，即可食用。

（加餐）水果 ····················································································

| 材料 | 芒果半个（225克）。
| 做法 | 将芒果洗净，去皮及核食用。

第 3 餐 山药鸡汤 ·····················································································

| 材料 | 山药200克，鸡腿60克，水发木耳100克，水发银耳50克，红枣、
枸杞子各少许，盐1克。
| 做法 | 1. 山药洗净，去皮，切片；鸡腿、水发木耳、水发银耳、红枣洗
净备用。
2. 电锅中加入所有材料，外锅放适量水炖熟，即可食用。

## 地中海饮食

地中海饮食是源自地中海沿岸国家，如希腊、意大利南部及西班牙的传统饮食形态。这种饮食有助于减轻体重，降低慢性病的发生，也可保护脑血管免受损伤，降低脑卒中和记忆力减退的风险。

地中海饮食，油脂来源以橄榄油为主。橄榄油为地中海饮食核心，再搭配丰富而大量的植物性食物（谷薯、蔬菜、水果、豆类、坚果），适量的淡水鱼、海鲜、禽肉、蛋及乳制品（奶酪、酸奶），同时搭配辛香料和适量红酒，建议少吃红肉及其制品。

由于橄榄油的烟点普遍在190℃以上（大约在197℃）。品质越好的橄榄油，游离脂肪酸含量越少，烟点也就越高，内含许多抗氧化及抗炎成分。流行病学研究指出，橄榄油含有大量单不饱和脂肪酸，特别是油酸，可降低低密度脂蛋白胆固醇（坏胆固醇），有助于提升高密度脂蛋白胆固醇（好胆固醇），有助于降低冠状动脉疾病的风险和阿尔茨海默症。在选择上建议以富含橄榄多酚的冷压初榨橄榄油为首选。

每周要吃2次以上可降血脂、调血压、抗炎、防失智的富含$\omega$-3脂肪酸的鱼，例如金枪鱼、鲱鱼、沙丁鱼、鲭鱼、三文鱼、秋刀鱼等，以及虾、贝类、禽肉、蛋类。红酒里的多酚类是良好的抗氧化物质，适量饮用对心血管有保护作用，建议女性每日饮用不超过1个酒精当量，男性每日饮用不超过2个酒精当量。至于甜点和富含饱和脂肪的红肉及加工肉制品，建议每周食用不超过1次。只要这些原则都符合，就称为地中海饮食形态。

注｛ 1个酒精当量＝15克酒精＝啤酒375毫升（酒精浓度4%）＝水果酒150毫升（酒精浓度10%）＝白兰地40毫升（酒精浓度40%）＝高粱酒30毫升（酒精浓度53%）

一天热量1200千卡，食物分量中碳水化合物占总热量50%（600千卡），蛋白质占总热量20%（240千卡），脂肪占总热量30%（360千卡）。

## 地中海饮食1200千卡三大营养素分配比例

|  | 千卡 | % | 千卡/克 | 克 | 热量 |
|---|---|---|---|---|---|
| 碳水化合物 | 1200 | 50% | 4 | 150 | 600 |
| 蛋白质 | 1200 | 20% | 4 | 60 | 240 |
| 脂肪 | 1200 | 30% | 9 | 40 | 360 |
| 总计 |  |  |  |  | 1200 |

## 地中海饮食份数

| 种类 | 谷薯 | 豆、鱼、肉、蛋 | 蔬菜 | 低脂奶 | 水果 | 油脂 | 总计 |
|---|---|---|---|---|---|---|---|
| 份数 | 6 | 5 | 4.5 | 1 | 2 | 2.5 | 21 |
| 热量（千卡） | 420 | 375 | 112.5 | 120 | 120 | 112.5 | 1260 |
| 碳水化合物（克） | 90 |  | 22.5 | 12 | 30 |  | 154.5 |
| 蛋白质（克） | 12 | 35 | 4.5 | 8 |  |  | 59.5 |
| 脂肪（克） |  | 25 |  | 4 |  | 12.5 | 41.5 |

## 地中海饮食一日分量分配

| 种类 | 谷薯 | 豆、鱼、肉、蛋 | 蔬类 | 低脂奶 | 水果 | 油脂 |
|---|---|---|---|---|---|---|
| 早餐 | 2 | 1.5 | 1 | 1 | | 1 |
| 加餐 | | | | | 1 | 0.5 |
| 午餐 | 2 | 2 | 1.5 | | | 1 |
| 加餐 | | | 1 | | 1 | |
| 晚餐 | 1 | 1.5 | 1 | | | |
| 加餐 | 1 | | | | | |

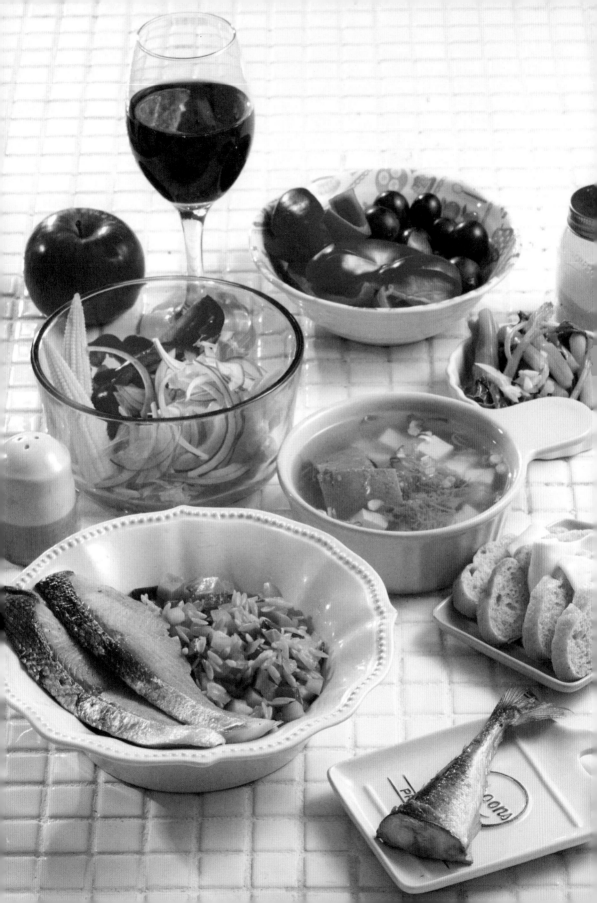

# 地中海饮食食谱

**第 ① 餐** 沙拉面包餐································································

| 材料 | 杂粮面包60克（4片），毛豆粒25克，鸡蛋1个，橄榄油0.5茶匙，低脂奶酪片2片，紫洋葱、生菜、玉米笋、红甜椒各25克，紫苏油0.5茶匙，果醋2茶匙。

| 做法 |
1. 取杂粮面包，夹上奶酪片加热，备用。
2. 先将鸡蛋打成蛋液，再加入毛豆粒，拌匀备用。
3. 取橄榄油放入平底锅，将毛豆蛋液煎熟，起锅后加入杂粮面包中。
4. 将紫洋葱、生菜、红甜椒、玉米笋洗净并焯烫，生菜和紫洋葱切丝、红甜椒切条，将蔬菜一起放入碗中，淋上紫苏油、果醋，拌匀即可食用。

**（加餐）** 水果及坚果·········································································

| 材料 | 苹果1个（145克），原味腰果3颗（4克）。
| 做法 |
1. 苹果洗净，切片食用。
2. 取原味腰果直接食用。

**第 ② 餐** 地中海三文鱼炖饭································································

| 材料 | 意大利米（也可选择一般大米）40克，三文鱼100克，洋葱50克，小黄瓜、洋菇、红甜椒、胡萝卜各25克，橄榄油、姜黄各1茶匙，盐1克。

| 做法 |
1. 将食材处理好，备用。
2. 锅中加入橄榄油，将食材依序放入锅中拌炒至半熟，再加适量水焖至饭熟，即可食用。

**加餐** 蔬果餐 ·····································································

| 材料 | 红甜椒1个（100克），葡萄13颗。

| 做法 | 1. 红甜椒洗净，切片食用。
       2. 葡萄洗净食用。

**第 3 餐** 南瓜秋刀鱼套餐 ·······································

| 材料 | 南瓜110克，豆腐40克，葱花10克，秋刀鱼35克，胡椒盐、味噌
       各少许，芥蓝100克，大蒜2瓣。

| 做法 | 1. 锅中加适量水煮沸，放入处理好的南瓜、豆腐，加味噌煮熟，
          放葱花、胡椒盐即可。
       2. 取平底锅，用小火将秋刀鱼煎熟。
       3. 锅中加适量水煮沸，放入洗净的芥蓝烫熟，起锅后再放切碎的
          蒜、胡椒盐，拌匀即可食用。

**加餐** 葡萄酒 ·····································································

| 材料 | 葡萄酒1杯（150毫升）。

| 做法 | 取葡萄酒饮用。

## 区域饮食（The Zone Diet）

由美国学者巴里·西尔斯（Barry Sears）提出，以降低炎症的饮食形态为诉求，可降低慢性病的风险，提高精神和身体的表现，改善体能和心智，预防心血管疾病，改善免疫功能，延缓老化并延长寿命。

自1995年6月出版以来，《区域饮食》（*The Zone*）已售出超过200万册，并成为《纽约时报》书籍榜上排名第一的畅销书。让好莱坞明星詹妮弗·安妮斯顿（Jennifer Aniston）的身材越来越好，最大的功臣就是区域饮食（The Zone Diet）。

营养素之间的交互作用非常复杂，身体的炎症反应通常是过多的热量、$\omega$-6脂肪酸、饱和脂肪（特别是棕榈酸）和蛋白质与碳水化合物比例紊乱所诱导，所以建议限制热量但以不饥饿或疲劳为优先考量，只要饭后5小时内不会感到饥饿，代表血糖水平稳定，就不容易产生疲劳感。在血液中需要足够的$\omega$-3脂肪酸才能稳定体内炎症状况，因此平时多吃含多酚的抗氧化水果和蔬菜，有助于延缓衰老，辅助抗炎蛋白改变基因表达。另外，症炎控制跟肠道菌群有关，肠道需要膳食纤维，多酚类和$\omega$-3脂肪酸能让肠道中好的微生物繁殖，以控制肠道炎症。

区域饮食的营养比例只是在一定区域范围内，三大营养素占总热量比例分别为蛋白质30%、碳水化合物40%、脂肪30%，身体才能平衡，代谢才能最佳化，也就不易发胖。每餐必须包括碳水化合物、蛋白质、脂肪，其中蛋白质包括蛋、鱼、家禽、牛瘦肉或低脂乳制品，需占盘子的1/3；另外的2/3以碳水化合物为主以及很多五颜六色的蔬菜和一点水果，但要避免胡萝卜、香蕉、葡萄、葡萄干这些高糖蔬果；脂肪部分则应该吃一点富含单不饱和脂肪酸的食物，包括橄榄油、牛油果、杏仁。因此区域饮食不是一般的减肥饮食，而是一种健康生活方式。

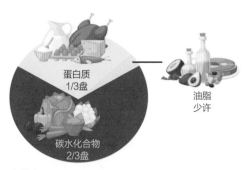

资料来源：http://www.zone diet.com/the-zone-diet

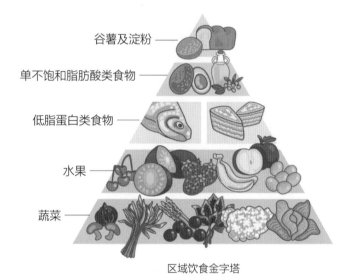

区域饮食金字塔

资料来源：http://www.drsears.com/zone/

## 区域饮食份数＆食谱　以60千克体重为例

　　一天热量1200千卡，食物分量中碳水化合物占总热量40%（480千卡），蛋白质占总热量30%（360千卡），脂肪占总热量30%（360千卡）。

## 区域饮食1200千卡三大营养素分配比例

|  | 千卡 | % | 千卡/克 | 克 | 热量 |
|---|---|---|---|---|---|
| 碳水化合物 | 1200 | 40% | 4 | 120 | 480 |
| 蛋白质 | 1200 | 30% | 4 | 90 | 360 |
| 脂肪 | 1200 | 30% | 9 | 40 | 360 |
| 总计 |  |  |  |  | 1200 |

## 区域饮食份数

| 种类 | 谷薯 | 豆、鱼、肉、蛋 | 蔬菜 | 低脂奶 | 水果 | 油脂 | 总计 |
|---|---|---|---|---|---|---|---|
| 份数 | 5.5 | 9.5 | 3 | 1 | 1 | 2 | 22 |
| 热量（千卡） | 385 | 522.5 | 75 | 120 | 60 | 90 | 1252.5 |
| 碳水化合物（克） | 82.5 |  | 15 | 12 | 15 |  | 124.5 |
| 蛋白质（克） | 11 | 66.5 | 3 | 8 |  |  | 88.5 |
| 脂肪（克） |  | 28.5 |  | 4 |  | 10 | 42.5 |

## 区域饮食一日分量分配

| 种类 | 谷薯 | 豆、鱼、肉、蛋 | 蔬菜 | 低脂奶 | 水果 | 油脂 |
|---|---|---|---|---|---|---|
| 早餐 | 2 | 3.5 | 1 |  |  | 1 |
| 加餐 |  |  |  |  |  |  |
| 中餐 | 2 | 3 | 0.5 |  |  | 1 |
| 加餐 |  |  |  | 1 | 1 |  |
| 晚餐 | 1.5 | 3 | 1.5 |  |  |  |
| 加餐 |  |  |  |  |  |  |

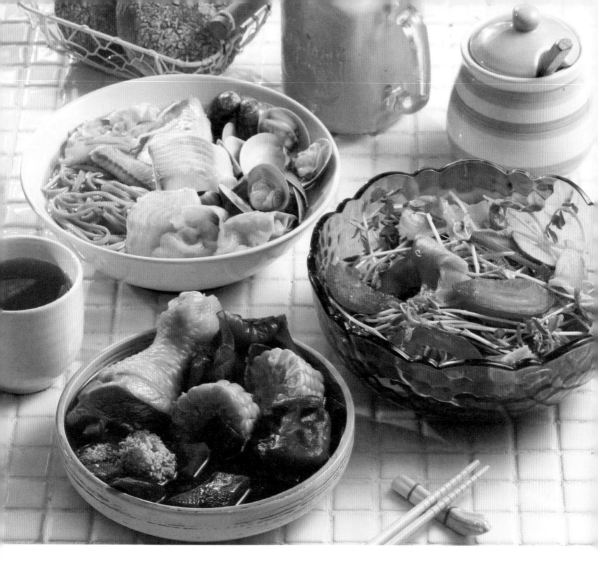

## 区域饮食食谱

第 1 餐　法式三文鱼沙拉套餐 ·····································

| 材料 | 全麦餐包2个，熏三文鱼105克，苜蓿芽、小黄瓜、番茄、豌豆尖各25克，紫苏油醋2茶匙。

| 做法 | 1. 取全麦餐包加热后摆盘，备用。

2. 取处理好的食材摆盘，淋上紫苏油醋，即可食用。

第 ② 餐　鱼片蛤蜊面······················································································

| 材料 | 全麦面条40克，鲷鱼片70克，大文蛤60克，圆白菜50克，橄榄油1茶匙，盐1克。

| 做法 | 1. 锅中加橄榄油烧热，放入洗净的圆白菜、盐炒熟，备用。
         2. 锅中加适量水煮沸，放入全麦面条、鲷鱼片、大文蛤，煮熟后加入炒熟的圆白菜即可食用。

（加餐）　牛油果奶昔······················································································

| 材料 | 低脂牛奶240毫升，牛油果300克。

| 做法 | 将低脂牛奶、牛油果一同放入果汁机中搅拌均匀，即可食用。

第 ③ 餐　甜菜鸡汤······················································································

| 材料 | 甜菜根100克，鸡腿肉120克，玉米65克，鲜香菇、水发木耳各20克，西蓝花10克，姜5克，橄榄油1茶匙，盐 1克。

| 做法 | 1. 将食材处理好，备用。
         2. 将橄榄油、姜、香菇、鸡腿、盐等食材一起爆香备用。
         3. 锅中加适量水煮沸，依序放入步骤2的食材以及其他处理好的食材，一起煮熟即可食用。

＼甜菜小百科／

甜菜根中含甜菜红素，这是一种天然色素，有极佳的抗氧化性，可以帮助放松平滑肌、促进血液循环，有助稳定血压、减缓智力衰退。

## 得舒饮食 (DASH Diet)

得舒饮食于1994年，由美国国立卫生研究院（NIH）资助人体实验研究，以饮食防治高血压，实验研究结果发现其降血压的效果后，陆续有诸多人体实验。其理念是根据流行病学研究得知有益于降血压的饮食因子，再设计成均衡饮食。得舒饮食的特色是使用大量的蔬果、适量的全谷、低脂乳制品与坚果、少量的瘦肉，是兼具高钾、高钙、高镁、高纤且稍高蛋白质的中脂饮食。

依据台湾2015年《高血压管理指南》摘要指出，调整生活方式对血压有正面帮助与影响，在饮食上须采用高血压治疗饮食计划，得舒饮食的证据等级为A，可降低收缩压10~12mmHg。证据等级同样是A的运动方面，建议做各种有氧运动，如健走，每天至少40分钟，一周至少3天，可降低收缩压3~7mmHg。证据等级B，应维持正常体重（BMI 18.5~23.9），BMI若超过25，必须积极减重，每减重1千克，可降低收缩压1mmHg。限制盐分摄入为证据等级B，每天摄取盐2~4克，每减少1克盐，可降低收缩压2.5mmHg。每天限制酒精摄取也是证据等级B，男性每天不超过2份、女性每天不超过1份的酒精当量，可降低收缩压2~4mmHg。戒烟虽然没有独立降低收缩压的效果，但还是建议完全戒烟。

### 得舒饮食份数＆食谱　以60千克体重为例

一天热量1200千卡，食物分量中碳水化合物占总热量58%（696千卡），蛋白质占总热量23%（276千卡），脂肪占总热量19%（228千卡）。

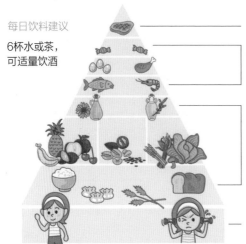

每日饮料建议
6杯水或茶，
可适量饮酒

红肉　每月偶尔吃

甜点、蛋、禽类、淡水鱼与海鲜　每周偶尔吃

奶酪、酸奶、植物油、水果、豆类、种子与坚果类、蔬菜、米面杂粮等　天天吃

每天都要活动或运动

| 改变 | 建议 | 收缩压降低的效果 | 证据等级 |
|---|---|---|---|
| 限制盐分摄取 | 每天2～4克 | 每减少1克盐，收缩压下降2.5mmHg | B |
| 限制酒精摄取（每天） | 男性：<30克<br>女性：<20克 | 2～4mmHg | B |
| 减重 | BMI：18.5～23.9 | 每减重1千克，收缩压下降1mmHg | B |
| 戒烟 | 完全戒除 | 无独立的效果 | C |
| 饮食控制 | 得舒饮食 | 10～12mmHg | A |
| 运动 | 有氧运动，一天最少40分钟，一周至少3天 | 3～7mmHg | A |

参考资料：Chiang CE, Wang TD, Ueng KC et al: 2015 Guidelines of the Taiwan Society of Cardiology and the Taiwan Hypertension Society for the Management of Hypertension.J Chin Med Assoc. 2015, 78: 1-47

| 改变 | 成年女性 | 老年男性 | 中年男性 | 青年男性 |
|---|---|---|---|---|
| 一天热量 | 1500千卡 | 1800千卡 | 2000千卡 | 2200千卡 |
| 谷薯类 | 1.5碗<br>（半碗/餐） | 2 + 1/4碗<br>（七八分满/餐） | 2 + 3/4碗<br>（九分满/餐） | 3碗<br>（一平碗/餐） |
| 蔬菜类 | 4 | 5 | 5 | 5 |
| 水果类 | 5 | 5 | 5 | 5 |
| 低脂奶类 | 1.5 | 1.5 | 1.5 | 2 |
| 豆、鱼、肉、蛋类 | 5 | 6 | 7 | 7.5 |
| 油脂类 | 3 | 4 | 4 | 5 |
| 坚果种子类 | 1 | 1 | 1 | 1 |

*参考资料：得舒饮食降血压饮食疗法，潘文涵教授（2009）*

## 得舒饮食1200千卡三大营养素分配比例

| | 千卡 | % | 千卡/克 | 克 | 热量 |
|---|---|---|---|---|---|
| 碳水化合物 | 1200 | 58% | 4 | 174 | 696 |
| 蛋白质 | 1200 | 23% | 4 | 69 | 276 |
| 脂肪 | 1200 | 19% | 9 | 25 | 228 |
| 总计 | | | | | 1200 |

## 得舒饮食份数

| 种类 | 谷薯 | 豆、鱼、肉、蛋 | 蔬菜 | 低脂奶 | 水果 | 油脂 | 总计 |
|---|---|---|---|---|---|---|---|
| 份数 | 5.5 | 6.5 | 4.5 | 1 | 4 | 1 | 22.5 |
| 热量（千卡） | 385 | 357.5 | 112.5 | 120 | 240 | 45 | 1260 |
| 碳水化合物（克） | 82.5 | | 22.5 | 12 | 60 | | 177 |
| 蛋白质（克） | 11 | 45.5 | 4.5 | 8 | | | 69 |
| 脂肪（克） | | 19.5 | | 4 | | 5 | 28.5 |

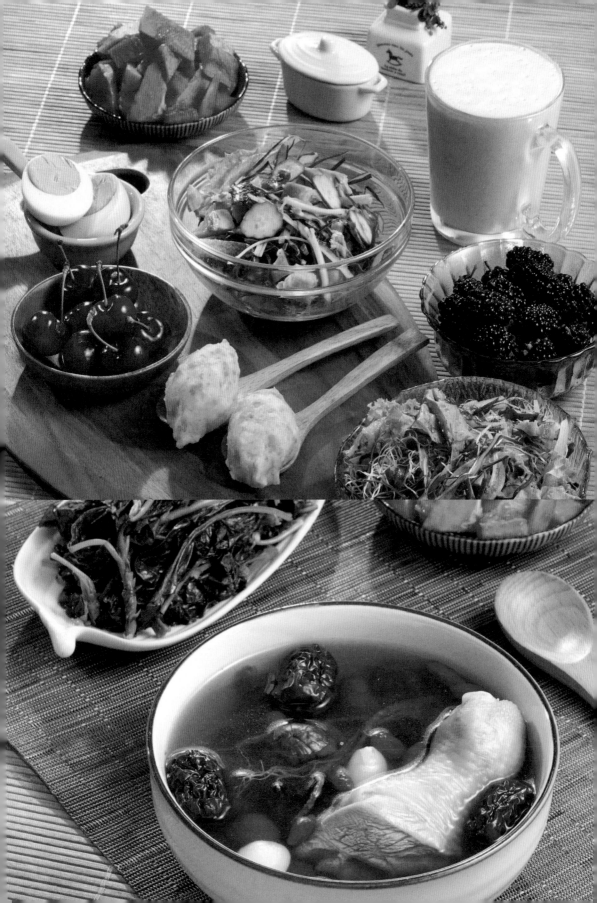

## 得舒饮食一日分量分配

| 种类 | 谷薯 | 豆、鱼、肉、蛋 | 蔬菜 | 低脂奶 | 水果 | 油脂 |
|------|------|----------------|------|--------|------|------|
| 早餐 | 2 | 1 | 1.5 | 1 | 1 | 0.5 |
| 加餐 | | | | | 1 | |
| 午餐 | 2.5 | 3 | 1.5 | | | |
| 加餐 | | | | | 1 | |
| 晚餐 | 1 | 2.5 | 1.5 | | 1 | 0.5 |

## 得舒饮食食谱

第  餐　芋头牛奶配和风沙拉 ································································

| 材料 | 芋头110克，低脂牛奶240毫升，鸡蛋1个，生菜、紫甘蓝50克，洋葱、苜蓿芽各25克，和风酱0.5茶匙。
| 做法 | 1. 将芋头、鸡蛋一起蒸熟，备用。
　　　　　2. 将牛奶与去皮的熟芋头一起放入果汁机中搅拌均匀，即可饮用。
　　　　　3. 将生菜、紫甘蓝、洋葱、苜蓿芽洗净，生菜、紫甘蓝、洋葱切丝；鸡蛋去壳，一切两半，备用。
　　　　　4. 将步骤3中的蔬菜装盘，淋上和风酱，即可食用。

 水果 ····························································································

| 材料 | 桑葚200克。
| 做法 | 桑葚洗净，直接食用。

第 ② 餐　栗子鸡汤配拌红苋菜······················································

| 材料 | 去壳栗子100克，鸡腿120克，红枣25克，枸杞子、人参须各5克，红苋菜150克，大蒜、盐各2克。

| 做法 | 1. 锅中加适量水，煮开后将鸡腿先烫熟，备用。

2. 将栗子、鸡腿、红枣、枸杞子、人参须依序放入沸水中，煮至软烂后，即可食用。

3. 锅中加适量水煮沸，将择洗净的红苋菜烫熟，捞入碗内，放切碎的蒜、盐，拌匀即可食用。

加餐　水果·······························································································

| 材料 | 木瓜190克。

| 做法 | 将木瓜洗净，去皮除子，切片食用。

第 ③ 餐　三文鱼沙拉套餐···························································

| 材料 | 土豆90克，小黄瓜、胡萝卜、芹菜、紫甘蓝、黄甜椒各30克，三文鱼75克，樱桃9颗（85克），盐1克，沙拉酱0.5茶匙。

| 做法 | 1. 土豆煮熟，去皮，切丁；胡萝卜洗净，去皮，切丁，焯熟；将土豆丁、胡萝卜丁放果汁机中打成泥，盛出。

2. 用平底锅将三文鱼煎熟，撒上盐。

3. 将其他蔬菜洗净，切好，略焯，捞入碗内，放入三文鱼，淋上沙拉酱，拌匀即可食用。

4. 樱桃洗净，即可食用。

## 间歇性断食

根据维基百科的注解，间歇性断食最近获得了很多媒体的关注。该饮食法源自于英国，在2012年8月播出的BBC"地平线"纪录片之后成为主流，如今在欧美各地开始流行。

间歇性断食，也称隔日断食、周期性断食或间歇性热量限制，这是一种相对新的饮食方法，包括平时不限制的正常食物摄取，搭配间歇极低热量饮食。其特色是"5∶2饮食法"，即每周正常的5日饮食，加上2日低热量的饮食模式（女性一天热量为500千卡，男性一天热量为600千卡）。

断食日早餐食物以优质蛋白质食物、低糖（低GI）食物、蔬果为主，晚餐则以优质蛋白质食物及蔬菜为食物来源。

此外，有研究指出，断食所达到的快速减肥是由于水和糖原的流失而不是脂肪，而且可能会导致疲劳、头晕和热量不足。但在英国，这种饮食法有一些来自动物研究，证明其对减肥和心脏健康有帮助。支持者宣称此种方法不仅可以减肥，更有利于身体健康。不过研究非常有限，效果与安全性尚无有力研究支持。一般不太建议用此方式减重，除非具有快速减肥的临床理由，并且必须符合营养均衡才可以使用，但建议不超过12周。另外，患慢性病、重大疾病、胃炎以及女性在月经期、孕妇、乳母等人群不宜选用。

### 间歇性断食份数＆食谱 以600千卡为例

一天热量600千卡，食物分量中碳水化合物占总热量49%（294千卡），蛋白质占总热量19%（114千卡），脂肪占总热量32%（192千卡）。

## 间歇性断食600千卡三大营养素分配比例

| | 千卡 | % | 千卡/克 | 克 | 热量 |
|---|---|---|---|---|---|
| 碳水化合物 | 600 | 49% | 4 | 74 | 294 |
| 蛋白质 | 600 | 19% | 4 | 29 | 114 |
| 脂肪 | 600 | 32% | 9 | 21 | 192 |
| 总计 | | | | | 600 |

## 间歇性断食份数

| 种类 | 谷薯 | 豆、鱼、肉、蛋 | 蔬菜 | 低脂奶 | 水果 | 油脂 | 总计 |
|---|---|---|---|---|---|---|---|
| 份数 | 2 | 4 | 3 | 1 | 1 | 1 | 12 |
| 热量（千卡） | 140 | 220 | 75 | 120 | 60 | 45 | 660 |
| 碳水化合物（克） | 30 | | 15 | 12 | 15 | | 72 |
| 蛋白质（克） | 4 | 28 | 3 | 8 | | | 43 |
| 脂肪（克） | | 12 | | 4 | | 5 | 21 |

## 间歇性断食一日分量分配

| 种类 | 谷薯 | 豆、鱼、肉、蛋 | 蔬菜 | 低脂奶 | 水果 | 油脂 |
|---|---|---|---|---|---|---|
| 早餐 | 2 | 2 | 1 | 1 | 1 | 1 |
| 加餐 | | | | | | |
| 午餐 | | | | | | |
| 加餐 | | | | | | |
| 晚餐 | | 2 | 2 | | | |
| 加餐 | | | | | | |

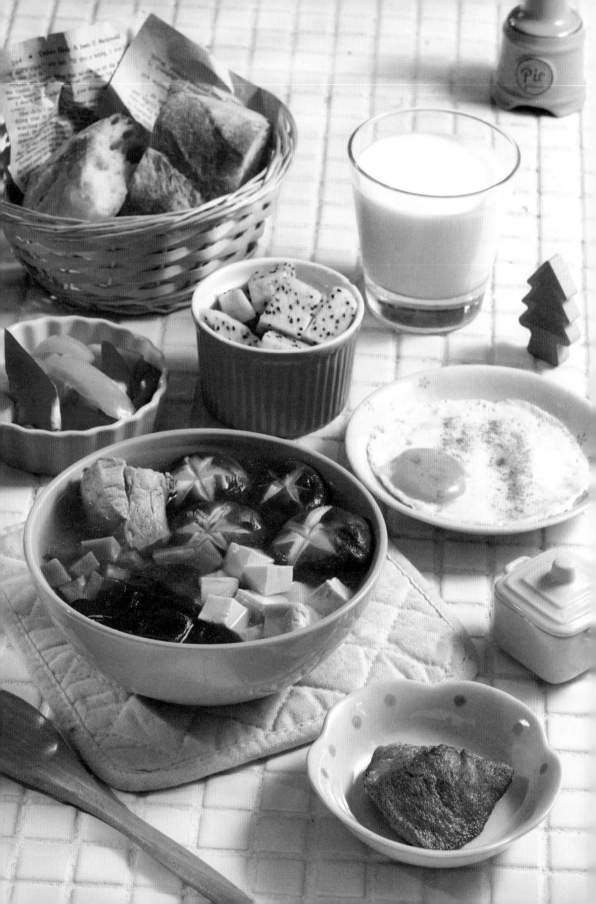

# 间歇性断食食谱

第 **1** 餐  法式面包夹蛋配牛奶·······································································

| 材料 | 法式面包60克，低脂牛奶1杯（240毫升），比目鱼30克，鸡蛋1个，火龙果120克，红甜椒、黄甜椒各50克，苦茶油1茶匙，胡椒盐1克。 |
| 做法 | 1. 法式面包加热备用，可配牛奶食用。<br>2. 苦茶油热锅后，将比目鱼煎熟，撒少许胡椒盐即可。<br>3. 将红甜椒、黄甜椒、火龙果洗净切块，即可食用。<br>4. 鸡蛋小火煎熟即可食用。 |

第 **3** 餐  海带芽豆腐排骨汤·······································································

| 材料 | 海带芽、胡萝卜各50克，鲜香菇100克，豆腐80克，猪小排35克，盐1克。 |
| 做法 | 1. 将所有食材洗净，胡萝卜切片，豆腐切块，鲜香菇打十字。<br>2. 锅中加适量水烧开，依序放入所有食材煮熟，调入盐即可食用。 |

## 生理期减肥法

临床上我观察到人体内分泌与体重变化有一定相关性，女性要了解自己的激素代谢状态是否正常，最简单的方式便是观察自己的生理周期，生理周期主要靠雌激素与黄体酮来调节，女性生理周期平均约28天，可根据生理期和体内激素的高低变化，来决定减重计划该如何安排与调整，生理期总共有四个阶段：

### 第一阶段"月经期"——保暖，忌冷，除废物

在月经来潮时，雌激素浓度不高，此时由于黄体酮的分泌降低，子宫内膜开始剥落、出血，这时候你会发现体重开始往下降，所以很多人以为生理期时吃甜食不会胖，但事实上这些食物本身的热量并没有改变，只是因为是生理性的体重下降，让大家以为吃不胖。此阶段身体确实较虚弱，情绪容易低落，让人感觉疲乏、闷闷不乐，免疫力较差，有些人还会出现生理痛，可适当吃些甜食来促进子宫收缩，缓解暴躁、紧张感，帮助排出体内废物。例如用绿豆、红糖、姜及柠檬汁煮绿豆甜汤，但要适量，若不节制地吃甜食，还是会胖！此时还需要适当补充丰富的蛋白质与铁质食物。可在经期前两天适当吃些猪肝来去瘀生新，第三至六天可吃些猪腰来滋补肾气治腰酸，让体内的废物尽早排出，促进新陈代谢。

此外，身体保暖是该阶段最重要的保养，腰部、脚不要受寒，否则下腹受冷容易影响血液循环，导致无力感及昏沉。饮食上忌冷食，避免吃生冷、寒性以及辛辣刺激性食物，例如各种冷饮、生瓜果、葱、姜、大蒜、辣椒、胡椒、肉桂、烧烤食物、油炸食物。另外不要吃太咸，一餐以1~2克盐为原则，否则身体和脸部容易出现轻微水肿。

### 第二阶段"卵泡期"——补充铁质，营养均衡

女性在胎儿时期就有原始卵细胞在卵巢内，原始卵子的数目因人而异，女性成熟的卵子有300~400个。每个月都有1~2个原始卵细胞发育成长，当月经结束后，体内的雌激素开始分泌，促卵泡激素、促黄体生成素会上升，卵巢的滤泡接收这个信号，卵细胞成熟浮出卵巢表面，就会排出卵子；此时黄体酮的浓度依

然很低，会将存在体内的水分排出。这一个阶段消化、吸收、新陈代谢较好，体重是生理周期中最轻盈的时候，若可以掌握这段生理、心理处于巅峰的状态，饮食上多吃些富含铁的食物，例如牛肉、猪肉、猪血、鸭血、鹅肝、豆类、深绿色蔬菜、全谷类、坚果、紫菜，以及能提高铁吸收的富含维生素C的食物，例如橙子、猕猴桃、苹果、番荔枝、番石榴、甜柿、木瓜、榴莲、草莓等，均衡营养再配合有效运动，双管齐下，能让新陈代谢变得更好，在减肥道路上肯定有事半功倍的效果。

### 第三阶段"排卵期"——加强运动，提高燃脂

一般在月经来后第14天开始，当卵子完全成熟时就会排卵，此时基础体温会升高，月经期间雌激素会非常缓慢地上升，到了排卵时才会升到最大值。由于雌激素会促进子宫内膜增厚以及显现女性第二性征，例如乳房增大、皮下脂肪增厚、臀部变宽，所以这一天心情最好、气色红润，是女性在一个月内最美的时刻。另外，研究指出，维生素E也有助于增加子宫内膜厚度，进而提高胚胎着床率。维生素E良好的食物来源为深绿色蔬菜、全谷类、坚果种子（如花生、芝麻、核桃、杏仁）、各种植物油。只要饮食上注意均衡，搭配间歇运动，会让燃脂效果更好。

### 第四阶段"黄体期"——高纤饮食，缓解经前综合征

排卵后的滤泡发育为黄体，此时黄体酮的分泌开始快速上升，而雌激素开始下降，因黄体酮的浓度增加会让身体开始水肿，感觉较疲倦不想动，血液循环也会缓慢，肌肤状况较差，下腹容易有沉重感，出现头痛、便秘、焦虑、烦躁、工作效率低、代谢能力变差，容易发脾气、紧张、失眠等，体重不容易下降，这时要多活动筋骨，调节自己的情绪，多想一些美好、开心的画面，舒缓一下疲惫的身心。

饮食上可多吃稳定情绪，富含钙、镁及B族维生素、维生素C和维生素D的食物，如低脂奶、樱花虾、海米、虾皮、小鱼干、全谷类、坚果、香蕉、动物肝脏、瘦肉、鱼肝油、牛肉、蛋黄、奶制品、鲔鱼、三文鱼等。此外，每天晒20~30分钟太阳也可获得维生素D。

为了避免水肿状况更加严重，饮食上宜清淡一些，可吃些有利于代谢的食物，如山药、土豆、牛蒡、红薯、红豆、薏仁、洋葱、小黄瓜、冬瓜、苦瓜、丝瓜、番茄、木耳、海带、蓝莓、蔓越莓、草莓等。每天多吃蔬果，膳食纤维每日达20～35克，以及喝足水，以防止便秘。这个时期若感觉自己食欲大增，无须刻意节食，只要记住睡前4小时不吃零食、油炸食品或夜宵就可以了。

## 生理期减肥法饮食份数＆食谱　以60千克体重为例

　　一天热量1200千卡，食物分量中碳水化合物占总热量50%（600千卡），蛋白质占总热量20%（240千卡），脂肪占总热量30%（360千卡）。

## 生理期减肥法1200千卡三大营养素分配比例

|  | 千卡 | % | 千卡/克 | 克 | 热量 |
|---|---|---|---|---|---|
| 碳水化合物 | 1200 | 50% | 4 | 150 | 600 |
| 蛋白质 | 1200 | 20% | 4 | 60 | 240 |
| 脂肪 | 1200 | 30% | 9 | 40 | 360 |
| 总计 |  |  |  |  | 1200 |

## 生理期减肥法份数

| 种类 | 谷薯 | 豆、鱼、肉、蛋 | 蔬菜 | 低脂奶 | 水果 | 油脂 | 总计 |
|---|---|---|---|---|---|---|---|
| 份数 | 6 | 5 | 3 | 1 | 2 | 2.5 | 19.5 |
| 热量（千卡） | 420 | 375 | 75 | 120 | 120 | 112.5 | 1222.5 |
| 碳水化合物（克） | 90 |  | 15 | 12 | 30 |  | 147 |
| 蛋白质（克） | 12 | 35 | 3 | 8 |  |  | 58 |
| 脂肪（克） |  | 25 |  | 4 |  | 12.5 | 41.5 |

## 生理期减肥法一日分量分配

| 种类 | 谷薯 | 豆、鱼、肉、蛋 | 蔬菜 | 低脂奶 | 水果 | 油脂 |
|---|---|---|---|---|---|---|
| 早餐 | 2 |  |  |  |  |  |
| 加餐 |  |  |  | 1 | 1 |  |
| 午餐 | 3 | 2.5 | 1.5 |  |  | 0.5 |
| 加餐 |  |  |  |  | 1 |  |
| 晚餐 | 1 | 2.5 | 1.5 |  |  | 2 |
| 加餐 |  |  |  |  |  |  |

为第一阶段"月经期"分量分配

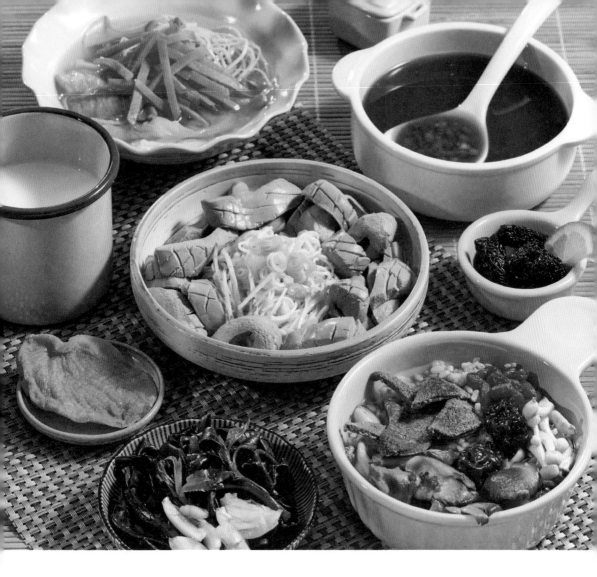

## 生理期减肥法食谱

第一阶段 "月经期" ——保暖，忌冷，除废物

第 1 餐　绿豆甜汤·····································································

| 材料 | 绿豆40克，姜3克，柠檬汁5毫升，红糖15克。
| 做法 | 锅中加适量水烧开，放入绿豆煮至熟透，加姜、红糖，最后加上柠檬汁即可。

**加餐** 黑枣配牛奶·····································································

| 材料 | 低脂牛奶1杯（240毫升），黑枣5颗（30克）。

| 做法 | 1. 倒取牛奶直接饮用。

　　　　2. 取黑枣，直接食用。

**第 ② 餐** 鲜菇猪肝糙米粥·····································································

| 材料 | 糙米60克，猪肝75克，蟹味菇100克，秀珍菇50克，红枣2颗，
　　　　枸杞子5克，橄榄油0.5茶匙，当归、盐各1克。

| 做法 | 1. 将所有食材洗净，猪肝切片备用。

　　　　2. 锅中加适量水烧开，将猪肝片烫熟，备用。

　　　　3. 用橄榄油将蟹味菇、秀珍菇加盐炒熟，备用。

　　　　4. 锅中加适量水烧开，将除猪肝片的其他食材煮软，再放入猪肝
　　　　　片略煮，即可食用。

**加餐** 水果干·····································································

| 材料 | 芒果干1片（18克）。

| 做法 | 取无添加原味芒果干，直接食用。

第 **3** 餐　猪腰面线套餐 ··································································································

| 材料 | 面线25克，猪腰163克，红凤菜、圆白菜各50克，黄豆芽30克，胡萝卜20克，姜丝、葱花各少许，盐2克，大蒜4瓣，香油、苦茶油各5克。

| 做法 | 1. 将所有食材洗净，猪腰切块、打花刀，胡萝卜切丝，备用。

2. 锅中加适量水烧开，放入猪腰块烫熟，备用。

3. 用苦茶油、切片的蒜、葱花将红凤菜炒熟，调入盐即可。

4. 锅中加适量水烧开，放入圆白菜、胡萝卜丝、黄豆芽煮熟即可。

5. 锅中加适量水烧开，加入面线煮软，盛盘，倒入烫熟的猪腰块，撒入姜丝、葱花，拌上香油、盐即可。

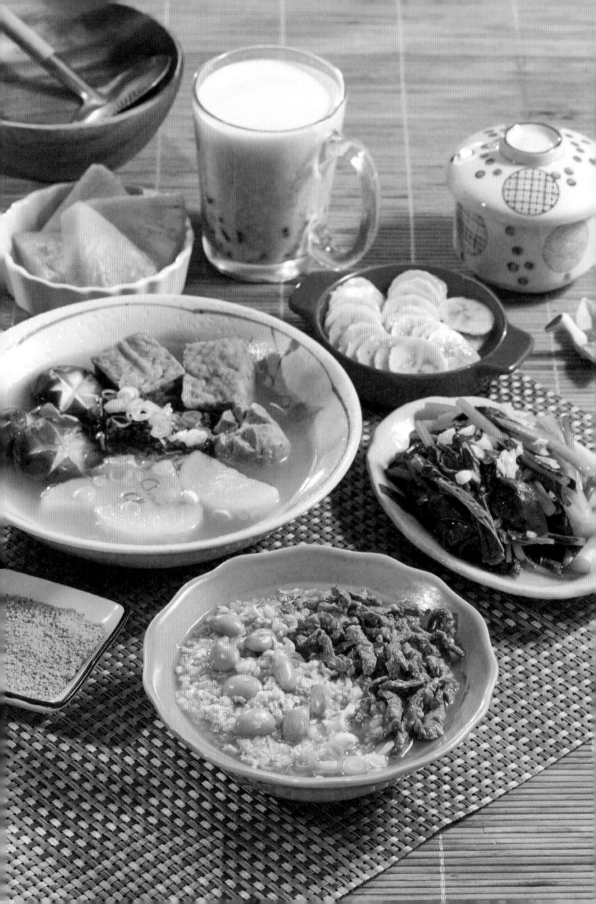

第二阶段"卵泡期"——补充铁质，营养均衡

第 **1** 餐　麦片红豆牛奶·································································

| 材料 | 麦片20克，熟红豆70克，低脂牛奶240毫升。
| 做法 | 牛奶中加入红豆、麦片，搅拌均匀即可食用。

（加餐）　水果·····························································································

| 材料 | 菠萝130克。
| 做法 | 菠萝洗净去皮，切片后即可食用。

第 **2** 餐　滑蛋牛肉粥配炒芥蓝·······························································

| 材料 | 糙米60克，牛肉30克，鸡蛋1个，毛豆粒25克，芥蓝150克，苦
       茶油0.5茶匙，盐2克，大蒜2瓣。
| 做法 | 1. 将所有食材洗净，牛肉切丝备用。
       2. 锅中加入苦茶油，放入牛肉丝拌炒，放入糙米、毛豆粒、盐，
          再加适量开水，将所有食材煮软，加入打散的鸡蛋液。
       3. 锅中加入苦茶油，将切碎的蒜爆香，放芥蓝、盐炒熟即可。

（加餐）　水果·····························································································

| 材料 | 香蕉95克。
| 做法 | 香蕉去皮，切片，即可食用。

第 3 餐　关东煮套餐·······················································································

| 材料 | 猪血糕35克，花生粉16克，鲜香菇50克，白萝卜100克，油豆腐55克，鸭血110克，贡丸1个（25克），盐1克，葱花少许。

| 做法 | 1. 将所有食材洗净，白萝卜切片，香菇、贡丸打花刀，鸭血切条，烫熟备用。

2. 将香菇、白萝卜片、贡丸、鸭血条、油豆腐一起放入锅中煮软，加盐、葱花调味即可。

3. 将猪血糕加花生粉，即可食用。

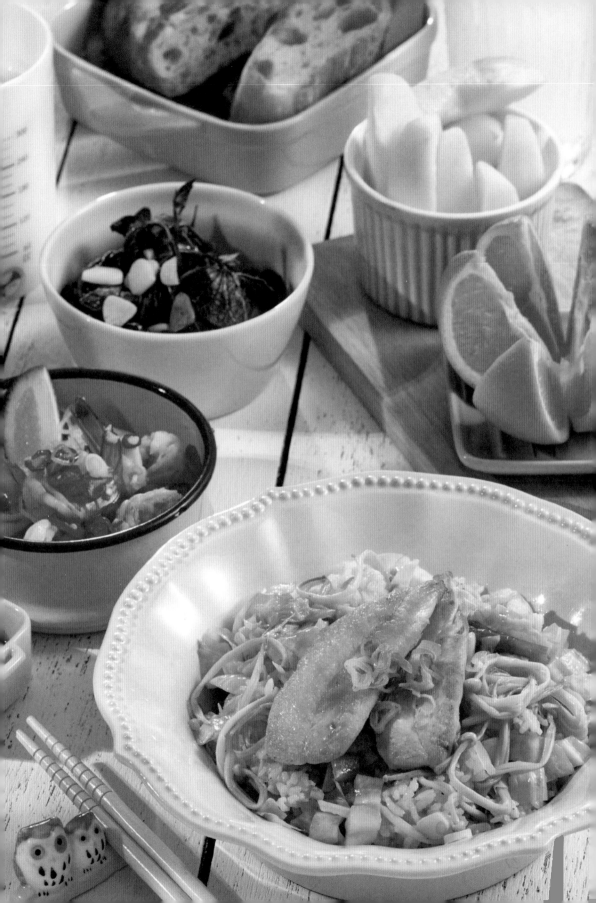

第三阶段"排卵期"——加强运动，提高燃脂

## 第 ① 餐  法式面包 ·······················································

| 材料 | 法式面包2片（60克）。
| 做法 | 取法式面包加热，即可食用。

### （加餐）  酸奶配香吉士 ·····················································

| 材料 | 原味酸奶230克，香吉士1个（135克）。
| 做法 | 1. 取原味酸奶，即可食用。
| | 2. 将香吉士洗净、切开，即可食用。

## 第 ② 餐  麻油鸡饭 ·······················································

| 材料 | 白米饭150克，鸡胸肉60克，圆白菜100克，姜10克，金针菇50克，传统豆腐40克，葱花5克，盐1克，香油0.5茶匙。
| 做法 | 1. 将食材处理好，鸡胸肉煎熟，备用。
| | 2. 锅中加适量水烧开，将金针菇、切块的豆腐煮熟，备用。
| | 3. 把姜放入香油中爆香，再放入白米饭及切丝的圆白菜拌炒熟，放入金针菇、豆腐块炒匀，加入葱花、盐略拌炒，出锅，摆上鸡胸肉即可。

### （加餐）  苹果 ·······························································

| 材料 | 苹果125克。
| 做法 | 将苹果洗净，去皮去核，切小条后即可食用。

第 **3** 餐　泰式沙拉配炒红薯叶 ························································································

| 材料 | 沙虾75克，红薯叶150克，冬粉15克，柠檬、鱼露各20克，白糖、干辣椒各少许，葱花、姜末、蒜片各5克，盐2克，橄榄油2茶匙。

| 做法 |
1. 将冬粉泡水备用。

2. 用橄榄油将干辣椒爆香，放入冬粉、白糖、鱼露、切块的柠檬拌匀，盛出。

3. 将沙虾洗净后摆盘，将葱花、姜末、蒜片放到沙虾上，蒸熟，与步骤2的食材拌匀，即食用。

4. 锅中加橄榄油，放入蒜片爆香，再加入洗净的红薯叶、盐炒熟即可。

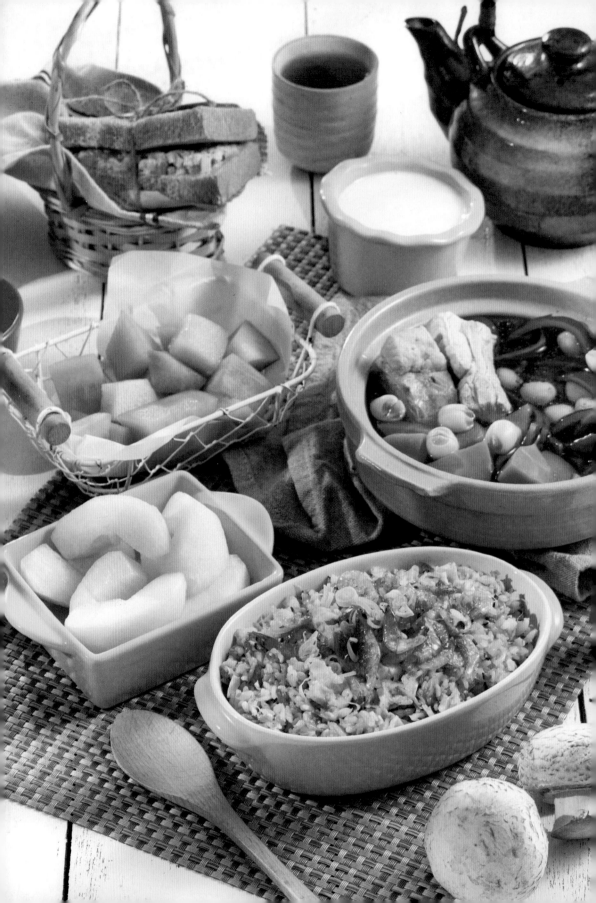

第四阶段"黄体期"——高纤饮食，缓解经前综合征

第 **1** 餐　全麦鲔鱼吐司配牛奶 ·····································

| 材料 | 全麦吐司2片（40克），熟鲔鱼15克，洋葱、芹菜各10克，蛋黄酱7.5克，低脂牛奶120毫升。

| 做法 | 1. 将洋葱、芹菜洗净，洋葱切丝、芹菜切粒，与熟鲔鱼、蛋黄酱一起拌匀备用。
2. 取全麦吐司加热，涂上步骤1的鲔鱼料，即可食用。
3. 倒取低脂牛奶饮用。

（加餐）　水果配酸奶 ·····························································

| 材料 | 无糖原味酸奶120毫升，哈密瓜195克。

| 做法 | 1. 倒取酸奶饮用。
2. 将哈密瓜洗净，去皮除子，切块后即可食用。

第 **2** 餐　樱花虾炒饭 ·······················································

| 材料 | 白米饭150克，樱花虾20克，鸡蛋1个，圆白菜、胡萝卜、鲜香菇各50克，橄榄油1茶匙，大蒜2瓣，葱花少许，盐1克。

| 做法 | 1. 樱花虾、圆白菜、胡萝卜、香菇洗净，圆白菜切丝，胡萝卜、香菇切粒。
2. 锅中加橄榄油，放入鸡蛋、切碎的蒜、香菇粒、樱花虾、圆白菜丝、胡萝卜粒、盐炒香，加入白米饭拌炒，用葱花增香，即可食用。

**加餐** 水果································································································

| 材料 | 水梨150克。

| 做法 | 将水梨洗净，去皮除核，切片，即可食用。

**第 3 餐** 莲子海带排骨汤··································································

| 材料 | 干莲子20克，猪排88克，水发海带100克，胡萝卜50克，盐1克。

| 做法 | 1. 猪排洗净，切段；胡萝卜洗净，去皮，切滚刀块；海带切片；莲子泡软备用。
2. 锅中加适量水烧开，放入莲子、猪排、海带片，胡萝卜块，食材熟软后调入盐，即可食用。

## 解压饮食

给予适度的压力确实是让人成长的动力，适度面对压力、处理压力，才能将压力变成助力。现代人生活忙碌，从早到晚把自己的日程排得满满的：学生除了白天上课之外，课后还要上补习班；上班族除了有满档的工作、会议之外，晚上还有许多应酬，整天觉得像陀螺般打转，疲惫不堪。

紧凑高压的生活驱使我们想利用大量的垃圾食品，借由它们的高脂带来的美味分散注意力，进而获得心理上的安慰。下午茶中出现的甜点、鸡排、酒精性饮料、炸薯条，晚餐常吃的巨无霸汉堡或者大鱼大肉，想通过它们缓解压力。现在很多加工食品容易导致镁离子流失，长期摄入容易发生缺镁，增加糖尿病等慢性病的风险。一般西式饮食的镁含量都较东方饮食低，因此偏好西式饮食者更应注意镁的摄取量。另外，饮酒也会造成镁的排泄量增加，年长者以及长期酗酒或经常从事剧烈运动的人会对镁有特殊需求。

高脂高糖饮食更容易使肠内有益菌减少，酒精也会加快B族维生素的消耗，增加疲劳感。由于大脑在合成神经传导物质及抗压激素时，需要很多营养素参与，平时多吃抗压食物就是很好的解压策略。常见抗压营养素有维生素A、B族维生素、维生素C、维生素E、植物化学物、膳食纤维、色氨酸、胆碱、$\omega$-3不饱和脂肪酸（DHA、EPA）、钙、镁、锌、铁以及可以强化肌肉的硼等。

镁是除了钙与磷之外，人体含量最多的矿物质，人体的镁约70%存在于骨骼中。镁可以防止骨质钙化，参与许多生理代谢反应，包括核酸和蛋白质的合成。镁还是制造DNA时所需的物质，在血糖转化成热量的过程中亦扮演了重要角色，可以维持心脏、肌肉、神经的正常功能，预防钙质沉淀于组织以及血管壁，是人体不可或缺的矿物质。镁缺乏时容易出现低血糖、心悸、虚弱、疲倦、神经过敏、手脚颤抖等症状。镁是叶绿素的重要成分，因此深色蔬菜中含有大量镁，但是摄入过量的镁也可能造成运动功能障碍。

镁与钙有拮抗性，当钙摄取过多时，镁的吸收率便会降低，钙与镁并用时，其比率最好为2∶1。要特别注意，牛奶中若含有人工合成的维生素D，会消耗体内的镁。

目前台湾卫生管理部门并未提出镁的建议摄取量，但以安全剂量估算，每天建议摄取量为：儿童及青春期250毫克，成年男性350毫克，成年女性300毫克，孕妇及乳母450毫克，若是超过这个范围，则会影响钙的吸收。

## 六大类解压食物

**奶类**

食物：低脂牛奶、酸奶、奶酪

作用：牛奶中富含钙，可稳定神经，减轻焦虑和情绪波动。牛奶中的色氨酸可协助合成血清素及褪黑素，有助睡眠。

**谷薯类**

食物：燕麦、糙米、发芽玄米

作用：谷薯类富含 γ-氨基丁酸，具有稳定神经、镇静的作用，可以降低紧张焦虑。

**豆、鱼、肉、蛋类**

食物：黄豆、鱼肉（鲭鱼、秋刀鱼、三文鱼等）、瘦肉、鸡肉、牡蛎、虾蟹、动物肝脏、蛋黄

作用：豆、鱼、肉、蛋类所提供的蛋白质中，色氨酸可稳定神经，帮助入睡。B族维生素有助于合成大脑内的天然抗抑郁剂多巴胺，维持神经系统正常活动，使情绪稳定，消除疲倦。乙酰胆碱更是大脑神经传导物质的重要成分，能减轻压力，振作精神。锌能够维持免疫功能及味觉和嗅觉的敏感性，减轻疲劳，避免精神不济。

肉类中的铁质能协助携带大量氧气到脑部，让注意力集中。研究指出，ω-3不饱和脂肪酸能抑制炎症反应，抗抑郁，每天吃深海鱼如50克三文鱼3周，可以降低体内压力激素的浓度，增加血清素分泌量。建议一周吃鱼肉至少2次，一次吃2份。

\ 营养小百科 /

色氨酸是一种必需氨基酸，不能由身体自行合成，必须成为我们饮食的一部分，它是血清素的前体物质。血清素是重要的神经传递物质，故色氨酸是稳定情绪不可或缺的氨基酸。

睡前可吃色氨酸丰富的食物，如牛奶、酸奶、燕麦、鹰嘴豆、巧克力、鱼肉、红肉、蛋类、家禽（火鸡尤其丰富）、香蕉、红枣、芝麻、花生、葵花子、南瓜子等。

**蔬菜类**

食物：菠菜、西蓝花、彩椒、木耳、紫菜、香菇、草菇、金针菇、苦瓜、香椿、苋菜、秋葵、红薯叶、红凤菜、黄豆芽

作用：蔬菜中的膳食纤维可以降低胆固醇，促进代谢、预防便秘，有助于肠道菌群的健康，可协助我们控制食欲；钙、镁离子参与能量代谢，可以稳定神经系统，帮助舒缓肌肉紧张；维生素C可以协助合成副肾上腺皮质激素，帮助抗压，消除疲倦，减轻焦躁不安。

**水果类**

食物：番荔枝、香吉士、桂圆、猕猴桃、番石榴、甜柿、木瓜、圣女果、榴莲、草莓、牛油果、无花果、香蕉、枣

作用：水果富含维生素C，可以减少压力，增强免疫系统功能，协助合成血清素及褪黑素，稳定神经系统，帮助入睡；镁离子参与能量代谢，稳定神经系统，舒缓紧张感；硼可减缓钙镁流失。

**油脂类**

食物：坚果和种子（杏仁、花生、榛果）

作用：坚果种子类富含不饱和脂肪酸以及硼、钙、镁，能稳定神经，参与神经传导，放松肌肉，降低焦躁感。

了解了六大类解压食物就很清楚了，压力大的人每天饮食必须包括谷薯类、豆鱼肉蛋类、奶类、蔬菜类、水果类及油脂类，以均衡摄取营养。每类食物都要经常变换种类，涵盖各种颜色，以利吃到各种不同的植物化学物。吃的时候一定要细嚼慢咽，每口嚼20下才有助消化，较容易有饱足感。若在睡前忍不住想吃东西，可挑选富含色氨酸的食物以及复合糖类的组合，例如：半个拳头的红薯配半杯无糖豆浆，或者半杯低脂牛奶配一匙糙米粉来舒压助眠。

另外有研究指出，压力大想吃东西的时候，除了食物之外，也可以有别的方法帮忙管一下这些控制不了的食欲，这个方法可以阻止"压力进食"，但你可能不喜欢它，它就是运动。

运动医学发现，给两组参与者提供了一次无限制吃到饱的比萨午餐，并追踪参与者摄入了多少热量。参与者在第二周再次参加，但这一次，在进食前第一组的参与者必须先休息15分钟，然后才开始吃。第二组中的参与者必须先完成15分钟的高强度运动，然后才允许进食。结果是，先休息再吃的第一组比之前一周多吃100千卡热量的比萨；第二组先运动再吃的这组则是减少了25千卡的热量摄取。有大脑研究学者解释说，休息等待时，会使大脑迫使消耗大量的热量，当大脑感觉到葡萄糖不足时，就会想补充更多能量，因此，你想吃甜食的渴望就会变大，所以休息后再进食会吃得比以前多。但是当你运动时，你的肌肉会将乳酸释放入血，它会被大脑当作一种简单的能量来源，所以当大脑能量需求被满足的同时，就会刺激抑制食欲的激素，你就不会有强烈的欲望想把食物放入嘴里。

还有另一个心理层面的因素是，做喜欢的运动可以分散压力源，也许不需要做15分钟的高强度运动，进行一个简单、短时的步行，也可以防止你想吃零食的冲动。

## 解压饮食份数&食谱　以60千克体重为例

一天热量1200千卡，食物分量中碳水化合物占总热量50%（600千卡），蛋白质占总热量20%（240千卡），脂肪占总热量30%（360千卡）。

## 解压饮食1200千卡三大营养素分配比例

| | 千卡 | % | 千卡/克 | 克 | 热量 |
|---|---|---|---|---|---|
| 碳水化合物 | 1200 | 50% | 4 | 150 | 600 |
| 蛋白质 | 1200 | 20% | 4 | 60 | 240 |
| 脂肪 | 1200 | 30% | 9 | 40 | 360 |
| 总计 | | | | | 1200 |

## 解压饮食份数

| 种类 | 谷薯 | 豆、鱼、肉、蛋 | 蔬菜 | 低脂奶 | 水果 | 油脂 | 总计 |
|---|---|---|---|---|---|---|---|
| 份数 | 7 | 6 | 3 | 1 | 1 | 2 | 20 |
| 热量（千卡） | 490 | 450 | 75 | 120 | 60 | 90 | 1285 |
| 碳水化合物（克） | 105 | | 15 | 12 | 15 | | 147 |
| 蛋白质（克） | 14 | 42 | 3 | 8 | | | 67 |
| 脂肪（克） | | 30 | | 4 | | 10 | 44 |

## 解压饮食一日分量分配

| 种类 | 谷薯 | 豆、鱼、肉、蛋 | 蔬菜 | 低脂奶 | 水果 | 油脂 |
|---|---|---|---|---|---|---|
| 早餐 | 2 | 2 | 1 | | | |
| 加餐 | | | | | 1 | 0.5 |
| 午餐 | 2 | 2 | 1 | | | 0.5 |
| 加餐 | | | | | | |
| 晚餐 | 2 | 2 | 1 | | | 1 |
| 加餐 | 1 | | | 1 | | |

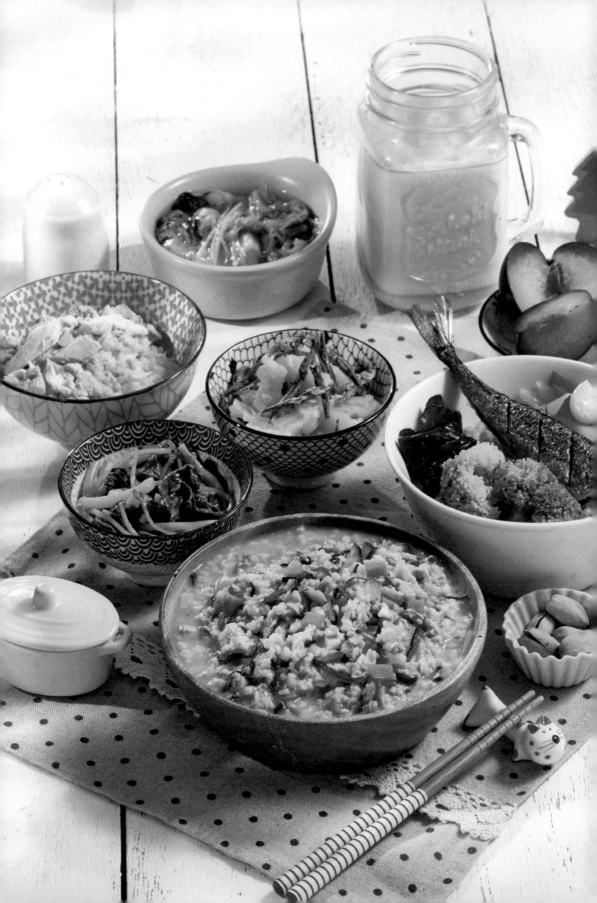

## 解压饮食食谱

第 **1** 餐　燕麦咸粥 ······································································

| 材料 | 燕麦40克，猪肉馅30克，鸡蛋1个，鲜香菇、小黄瓜、胡萝卜、水发木耳各25克，盐1克。

| 做法 | 1. 先将所有蔬菜洗净，除木耳切碎外，其他食材切丁，备用。
2. 将猪肉馅、香菇丁、小黄瓜丁、胡萝卜丁、木耳碎与盐拌炒后，加入适量开水，煮开后加入燕麦焖熟，即可食用。

（加餐）　水果 ·····················································································

| 材料 | 加州李100克，开心果5粒（7克）。

| 做法 | 1. 将加州李清洗后，切块即可食用。
2. 取原味开心果，直接食用。

第 **2** 餐　彩虹玄米餐 ··········································································

| 材料 | 发芽玄米40克，秋刀鱼35克，牡蛎65克，小白菜50克，西蓝花30克，彩椒、水发木耳各10克，大蒜3瓣，盐2克，橄榄油0.5茶匙。

| 做法 | 1. 将所有食材处理好，发芽玄米煮熟，取半碗备用。
2. 平底锅中加橄榄油，将秋刀鱼煎熟。
3. 锅中加橄榄油，放入处理好的大蒜、西蓝花、彩椒、木耳、盐一起炒熟即可。
4. 锅中加适量水烧开，放入牡蛎、小白菜、盐煮熟，即可食用。

第  餐　鸡肉糙米饭套餐 ···················································································

| 材料 | 糙米40克，火鸡肉30克，冬瓜、苋菜各50克，小鱼干10克，大蒜2瓣，盐1克，酱油、橄榄油各1茶匙。

| 做法 |
1. 将所有食材处理好，将糙米煮熟备用。
2. 将火鸡肉煮熟、切丝，倒入糙米饭中，拌上酱油即可。
3. 锅中加橄榄油，放入切碎的蒜、切片的冬瓜、小鱼干、盐一起炒熟。
4. 锅中加橄榄油，放入切碎的蒜、择洗净的苋菜、盐一起炒熟，即可食用。

加餐　糙米乳 ····················································································································

| 材料 | 低脂牛奶240毫升，糙米粉20克。

| 做法 | 低脂牛奶中加糙米粉，搅拌均匀即可饮用。

## 高钙饮食

根据《美国临床营养学杂志》研究指出，钙摄取量与体脂肪成负相关，也就是说吃越多钙质，身体脂肪含量越少，目前认为这和体内维生素D及甲状旁腺的浓度有关。当钙质摄取量不足，血钙浓度降低时，体内维生素D和甲状旁腺的浓度会升高，进而促进钙的吸收；而高浓度的维生素D和甲状旁腺会促使钙进入脂肪细胞，细胞内钙浓度的升高会促使脂肪生成，同时抑制脂肪分解的基因表达，因此造成脂肪堆积，导致体重增加。钙除了能减少脂肪细胞堆积外，还可以维持正常生理功能，促进骨骼生长，强健骨质，预防骨质疏松，对减重者来说钙是相当重要的营养素。

含钙丰富的天然食物有樱花虾、海米、虾皮、小鱼干、牛奶及奶制品，其中牛奶在身体吸收率达39.8%。另外要提醒的是，并不是产品名称有"奶"或"乳"字，就一定是高钙食物，例如：奶茶、调味奶及乳酸饮料就缺少钙质，同时还可能会额外添加糖、色素、香料，因此这类饮品营养价值没有鲜奶及酸奶高。

值得一提的是，植物性食物唯有传统豆腐等大豆制品中钙的吸收率和牛奶差不多，高达39%；其他植物性食物如黑芝麻、芝麻酱、爱玉子、无花果、花生、莲子、海带、菜花、圆白菜等，还有家庭中经常使用的中药材如枸杞子、黑枣、红枣等也含丰富的钙，但因其中含有膳食纤维、植酸，会干扰钙在体内吸收，吃这类食物后应搭配维生素D含量高的食物来帮助钙吸收。

不过吃素的朋友只要多选高钙食物均衡饮食，同时注意补充维生素D，钙都不会匮乏。同时注意饮食上不吃过量的蛋白质与脂肪，否则会促进钙的排泄，造成钙的流失。

但是若一天摄取超过2500毫克的钙，对人体仍然会造成一些负面影响，尤其是婴幼儿或老年人，大量的钙摄取会造成血钙过高。钙摄入过量也会造成便秘，增加钙相关的肾结石风险，尤其是原发性尿钙过高的患者更要注意。

一天热量1200千卡，食物分量中碳水化合物占总热量50%（600千卡），蛋白质占总热量20%（240千卡），脂肪占总热量30%（360千卡）。

## 高钙饮食1200千卡三大营养素分配比例

| | 千卡 | % | 千卡/克 | 克 | 热量 |
|---|---|---|---|---|---|
| 碳水化合物 | 1200 | 50% | 4 | 150 | 600 |
| 蛋白质 | 1200 | 20% | 4 | 60 | 240 |
| 脂肪 | 1200 | 30% | 9 | 40 | 360 |
| 总计 | | | | | 1200 |

## 高钙饮食份数

| 种类 | 谷薯 | 豆、鱼、肉、蛋 | 蔬菜 | 低脂奶 | 水果 | 油脂 | 总计 |
|---|---|---|---|---|---|---|---|
| 份数 | 6 | 5 | 3 | 1 | 2 | 2.5 | 19.5 |
| 热量（千卡） | 420 | 375 | 75 | 120 | 120 | 112.5 | 1222.5 |
| 碳水化合物（克） | 90 | | 15 | 12 | 30 | | 147 |
| 蛋白质（克） | 12 | 35 | 3 | 8 | | | 58 |
| 脂肪（克） | | 25 | | 4 | | 12.5 | 41.5 |

## 高钙饮食一日分量分配

| 种类 | 谷薯 | 豆、鱼、肉、蛋 | 蔬菜 | 低脂奶 | 水果 | 油脂 |
|---|---|---|---|---|---|---|
| 早餐 | 2 | 1 | | | | 1 |
| 加餐 | | | | 1 | 2 | |
| 午餐 | 2 | 2 | 1.5 | | | 1 |
| 加餐 | | | | | | |
| 晚餐 | 2 | 2 | 1.5 | | | 0.5 |
| 加餐 | | | | | | |

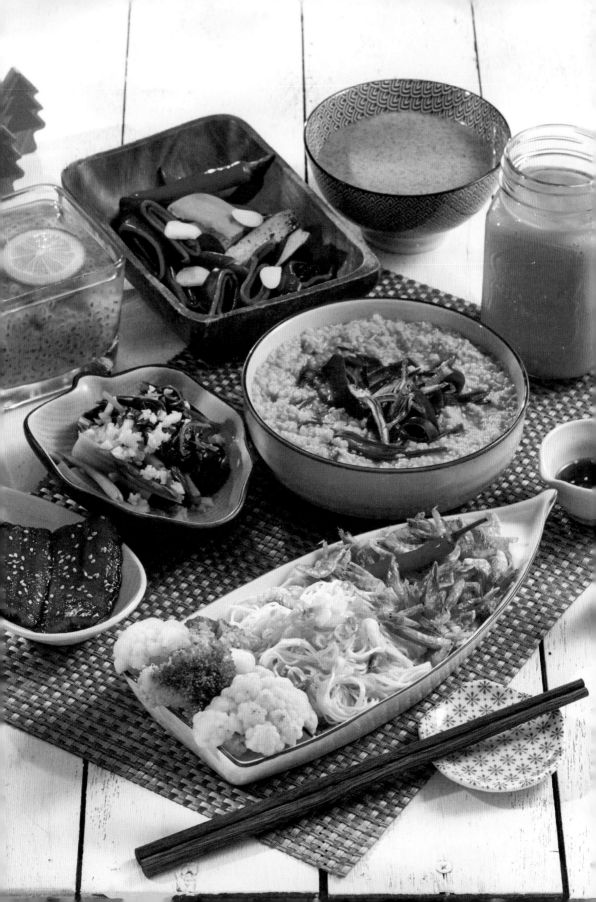

# 高钙饮食食谱

**第 ① 餐　黑芝麻豆浆** ·····································································

| 材料 | 无糖豆浆260毫升，黑芝麻粉10克，麦粉40克。 |
| 做法 | 无糖豆浆中加入黑芝麻粉、麦粉搅拌均匀，即可饮用。 |

**加餐　木瓜牛奶** ·····································································

| 材料 | 木瓜250克，低脂牛奶240毫升。 |
| 做法 | 1. 木瓜洗净，去皮除子，切块。 |
| | 2. 将低脂牛奶、木瓜倒入果汁机中搅拌均匀，即可饮用。 |

**第 ② 餐　海带麦片粥套餐** ·····································································

| 材料 | 水发海带50克，即食原味麦片40克，芥蓝100克，小鱼干5克，大蒜2瓣，鳗鱼53克，橄榄油1茶匙，盐1克。 |
| 做法 | 1. 海带洗净，切丝；芥蓝择洗净，备用。 |
| | 2. 将麦片、海带丝一起用沸水泡软拌匀，即可食用。 |
| | 3. 锅中加橄榄油，放入切好的蒜末、芥蓝、盐一起炒熟，即可食用。 |
| | 4. 将鳗鱼加热，即可食用。 |

**加餐　爱玉冻** ·····································································

| 材料 | 爱玉冻100克，木薯淀粉5克，柠檬1片。 |
| 做法 | 1. 用沸水先将木薯淀粉泡开，制成粉圆。 |
| | 2. 取适量凉白开将爱玉冻、粉圆拌匀，加上柠檬片，即可食用。 |

第 **3** 餐　樱花虾面线·········································································

| 材料 | 面线50克，樱花虾20克，菜花、西蓝花各25克，豆腐干35克，豆腐40克，水发海带100克，大蒜4瓣，酱油1茶匙，白糖、红辣椒、葱花各少许，苦茶油0.5茶匙，盐2克。

| 做法 | 1. 锅中加适量水烧开，将面线煮熟，再将樱花虾、菜花、西蓝花烫熟，摆盘，淋上苦茶油，调入盐、葱花即可食用。

2. 豆腐、豆腐干、海带洗净，豆腐、豆腐干切片、海带切段，备用。

3. 锅中加适量开水，将切好的蒜片、酱油、白糖、红辣椒、豆腐干片、豆腐片、海带段一起放入锅中，卤至熟透即可食用。

## 高钾饮食

身体里的体液带正电荷的阳离子（细胞内液的钾、镁及细胞外液的钠、钙）及带负电荷的阴离子（细胞内液的磷酸、蛋白质及细胞外液的氯、碳酸氢钠）是维持体液渗透压和酸碱平衡的物质，当食物中摄取的电解质失衡就会破坏身体酸碱平衡，造成许多生理改变，影响血压、神经传导，进而影响体重。

肥胖者经常伴随血液量增加、心输出量增加、血液黏度增加，交感神经兴奋，导致盐分和水分同时滞留体内，引起血压升高；故肥胖伴随高血压者每天饮食中应摄入富含钾的食物，以预防高血压的发生及帮助控制血压；饮食中的钾也参与碳水化合物和蛋白质代谢，有助于维持神经和心脏健康，预防脑卒中，并协助肌肉正常收缩。钾在小肠中很容易被吸收，正常来说，肾脏是调控钾的主要器官，身体健康的人会自动将多余的钾排出体外，有80%～90%的钾是由肾脏经尿液排出，其余10%～20%是由粪便排出，所以当出现肾衰竭时会减少钾的排泄能力，多余的钾滞留在血液内造成血钾过高引发高钾血症，严重时会出现血压降低、心律不齐、室颤、心跳停止等，故有肾脏问题要先咨询医师及营养师，避免摄取过量的钾。

外食族及肾功能正常者，经常摄入高钠食物而导致水肿、血压偏高时，需要高钾食物来帮助排水及降压。健康成年人钾的每日推荐量为2000毫克，高钾饮食则是指钾每天需达4700毫克以上。一般从天然食物中可获取2430～3120毫克的钾，当摄取量达到4700毫克/天，有助于减少钠离子对血压的不利影响，同时能降低肾结石的风险。

钾存在于所有动、植物细胞内，水果及蔬菜是富含钾的食物来源，包括桂圆干、椰子粉、葡萄干、黑枣、红枣、柿饼、榴莲、番荔枝、香蕉、圆白菜、川七、苋菜、薄荷、鱼腥草、香菜、菠菜、野苦瓜、香椿、芹菜等。另外，奶制品、鱼类也富含钾。在平时饮食，尤其是吃大餐或应酬时，多来点这些食材，对身体都是有好处的。

一天热量1200千卡，食物分量中碳水化合物占总热量50%（600千卡），蛋白质占总热量20%（240千卡），脂肪占总热量30%（360千卡）。

## 高钾饮食1200千卡三大营养素分配比例

|  | 千卡 | % | 千卡/克 | 克 | 热量 |
|---|---|---|---|---|---|
| 碳水化合物 | 1200 | 50% | 4 | 150 | 600 |
| 蛋白质 | 1200 | 20% | 4 | 60 | 240 |
| 脂肪 | 1200 | 30% | 9 | 40 | 360 |
| 总计 |  |  |  |  | 1200 |

## 高钾饮食份数

| 种类 | 谷薯 | 豆、鱼、肉、蛋 | 蔬菜 | 低脂奶 | 水果 | 油脂 | 总计 |
|---|---|---|---|---|---|---|---|
| 份数 | 5.5 | 5 | 4.5 | 1 | 2 | 2.5 | 20.5 |
| 热量（千卡） | 385 | 375 | 112.5 | 120 | 120 | 112.5 | 1225 |
| 碳水化合物（克） | 82.5 |  | 22.5 | 12 | 30 |  | 147 |
| 蛋白质（克） | 11 | 35 | 4.5 | 8 |  |  | 58.5 |
| 脂肪（克） |  | 25 |  | 4 |  | 12.5 | 41.5 |

## 高钾饮食一日分量分配

| 种类 | 谷薯 | 豆、鱼、肉、蛋 | 蔬菜 | 低脂奶 | 水果 | 油脂 |
|---|---|---|---|---|---|---|
| 早餐 | 1 | 1 | 0.5 | 1 |  | 1 |
| 加餐 |  |  |  |  | 1 |  |
| 午餐 | 2.5 | 2.5 | 1.5 |  |  | 0.5 |
| 加餐 |  |  | 1 |  | 1 |  |
| 晚餐 | 2 | 1.5 | 1.5 |  |  | 1 |
| 加餐 |  |  |  |  |  |  |

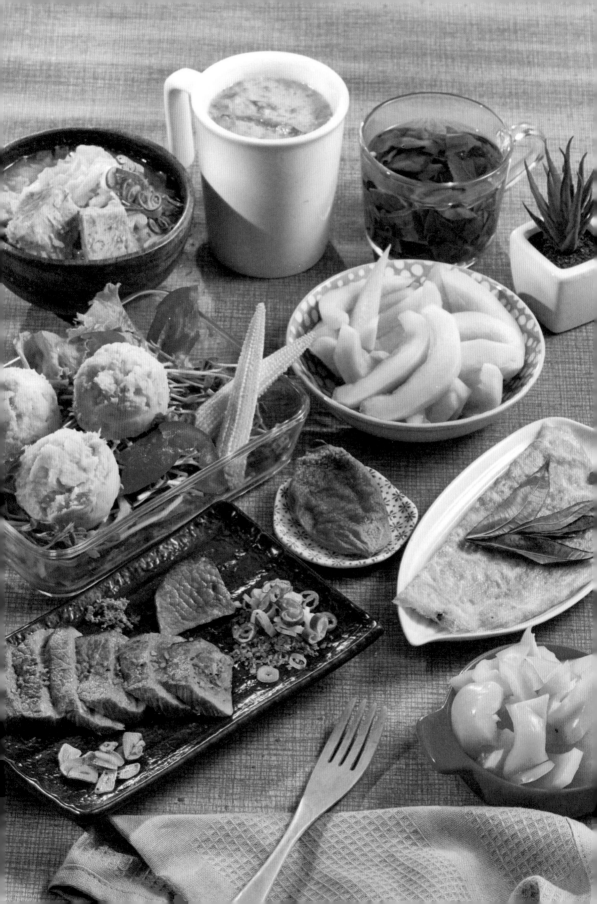

## 高钾饮食食谱

**第 ① 餐　山药牛奶配香椿煎蛋**······························································

| 材料 | 山药100克，红甜椒30克，低脂奶粉25克，香椿20克，鸡蛋1个，橄榄油1茶匙，盐1克。 |
| 做法 | 1. 将山药去皮后切小块，煮熟备用；低脂奶粉用500毫升温开水冲调好，连同山药块放入果汁机中，搅拌均匀即可。 |
| | 2. 红甜椒、香椿洗净、切碎，加入鸡蛋、橄榄油、盐一起拌匀，放平底锅中煎熟即可食用。 |

**加餐　水果干配鱼腥草茶**······························································

| 材料 | 柿饼35克，鱼腥草20克。 |
| 做法 | 1. 取柿饼退冰，即可食用。 |
| | 2. 取适量沸水将鱼腥草泡出味，即可饮用。 |

**第 ② 餐　芋头粥配牛排**······························································

| 材料 | 芋头55克，大米30克，圆白菜100克，金针菇20克，牛排88克，洋菇、柳松菇、芹菜各10克，盐2克，大蒜5瓣，橄榄油0.5茶匙，葱花少许。 |
| 做法 | 1. 将所有食材处理好，备用。 |
| | 2. 锅中加橄榄油，放入切好的芹菜、金针菇、洋菇、柳松菇拌炒，再加入适量开水、盐、去皮切块的芋头、大米焖煮，撒葱花即可食用。 |
| | 3. 将切好的蒜片、葱花先用橄榄油爆香，再加入牛排煎熟，撒上盐，即可食用。 |

（加餐） 蔬果·······························································································

| 材料 | 黄甜椒100克，香瓜2/3个（245克）。

| 做法 | 1. 将黄甜椒洗净，切块，即可食用。

2. 将香瓜洗净，去皮除子，切片后即可食用。

第 ③ 餐 土豆鲔鱼沙拉································································································

| 材料 | 土豆180克，熟鲔鱼45克，芹菜10克，生菜40克，豌豆尖25克，
番茄50克，紫洋葱20克，千岛酱、蛋黄酱各0.5茶匙。

| 做法 | 1. 将土豆、芹菜、豌豆尖、番茄、紫洋葱洗净，土豆去皮、芹菜切
碎、番茄切片、紫洋葱切条，备用。

2. 土豆煮熟切丁，拌上熟鲔鱼、芹菜碎、蛋黄酱。

3. 依序将生菜、豌豆尖、紫洋葱条、番茄片摆盘，放上土豆鲔
鱼，淋上千岛酱即可。

## 高铁饮食

铁是合成血红素的重要成分，也是让你拥有好气色的关键营养素之一。影响铁吸收的饮食因素，主要有铁的化学形式以及身体对铁的吸收利用率，依铁的化学形式来分，可分为血红素铁和非血红素铁。减重过程若偏食、严格素食、胃切除或胃酸缺乏，容易使食物中含铁不足或铁吸收减少，长期缺乏铁会导致血红蛋白、红细胞浓度下降，引起缺铁性贫血，身体会出现虚弱疲倦、晕眩、眼结膜或牙龈变白、脸色苍白、指甲凹陷、心跳加快、免疫力下降等状况。

血红蛋白正常范围为男性120~165克/升，女性110~150克/升。当人体内的血红蛋白低于正常则称为贫血，但不是补充铁剂就可以解决，还必须配合均衡饮食。首先一定要吃足热量，才能改善贫血状况；除了热量之外，蛋白质也必须吃够，蛋白质是合成红细胞的原料之一，大豆制品、鱼肉、牛肉、猪肉、鸡肉、蛋及海产品都是良好的蛋白质来源。

动物性的铁以血红素铁为主，它的吸收不会被其他食物成分所影响，但会根据身体里铁的营养状况做调节，其吸收率平均为25%，缺铁时可以提高至40%，体内的铁充足时可能会降到10%。同时，若长时间高温烹调也会使血红素铁分解成非血红素铁而降低铁在体内的吸收率。血红素铁主要来源于动物性食物，如肝脏、蛋黄、红肉（牛肉、猪肉、羊肉）、动物血等均富含血红素铁。

非血红素铁主要来源于植物性食物，如绿叶蔬菜、坚果类（杏仁、核桃、芝麻）、全谷类（大麦、燕麦、荞麦）、葡萄干、黑枣、桂圆干等。非血红素铁吸收率平均为7.5%，缺铁时可以提高至21%，体内铁充足时可能会降到2.5%，非血红素铁会受食物中某些成分的影响而降低吸收率。吃植物性食物补铁，还要记得吃富含维生素C的食物以增加铁的吸收率，因为维生素C可让三价铁还原成二价铁，避免铁在小肠碱性环境中沉淀，建议在餐后吃最好。

另外，还要避免以下影响铁吸收的因素：酒精、制酸剂、浓茶（含有单宁）、浓咖啡、过多的膳食纤维、人工甜味剂及高钙食物，这些容易与铁相互拮抗，降低吸收率。若真要吃，应间隔1~2小时。

提醒大家，含铁丰富的食物可以预防缺铁性贫血，但是要治疗缺铁性贫血光靠饮食是不够的，尤其是严重贫血的人，仍应由医师评估诊断，再做进一步治疗。

一天热量1200千卡，食物分量中碳水化合物占总热量50%（600千卡），蛋白质占总热量20%（240千卡），脂肪占总热量30%（360千卡）。

## 高铁饮食1200千卡三大营养素分配比例

| | 千卡 | % | 千卡/克 | 克 | 热量 |
|---|---|---|---|---|---|
| 碳水化合物 | 1200 | 50% | 4 | 150 | 600 |
| 蛋白质 | 1200 | 20% | 4 | 60 | 240 |
| 脂肪 | 1200 | 30% | 9 | 40 | 360 |
| 总计 | | | | | 1200 |

## 高铁饮食份数

| 种类 | 谷薯 | 豆、鱼、肉、蛋 | 蔬菜 | 低脂奶 | 水果 | 油脂 | 总计 |
|---|---|---|---|---|---|---|---|
| 份数 | 6.5 | 5 | 3 | 1 | 2 | 2.5 | 20 |
| 热量（千卡） | 455 | 375 | 75 | 120 | 120 | 112.5 | 1257.5 |
| 碳水化合物（克） | 97.5 | | 15 | 12 | 30 | | 154.5 |
| 蛋白质（克） | 13 | 35 | 3 | 8 | | | 59 |
| 脂肪（克） | | 25 | | 4 | | 12.5 | 41.5 |

## 高铁饮食一日分量分配

| 种类 | 谷薯 | 豆、鱼、肉、蛋 | 蔬菜 | 低脂奶 | 水果 | 油脂 |
|---|---|---|---|---|---|---|
| 早餐 | 2 | 1 | | | | 1 |
| 加餐 | | | | 1 | 1 | |
| 午餐 | 2.5 | 1.5 | 1 | | | 1 |
| 加餐 | | 1 | | | | |
| 晚餐 | 2 | 1.5 | 2 | | 1 | 0.5 |
| 加餐 | | | | | | |

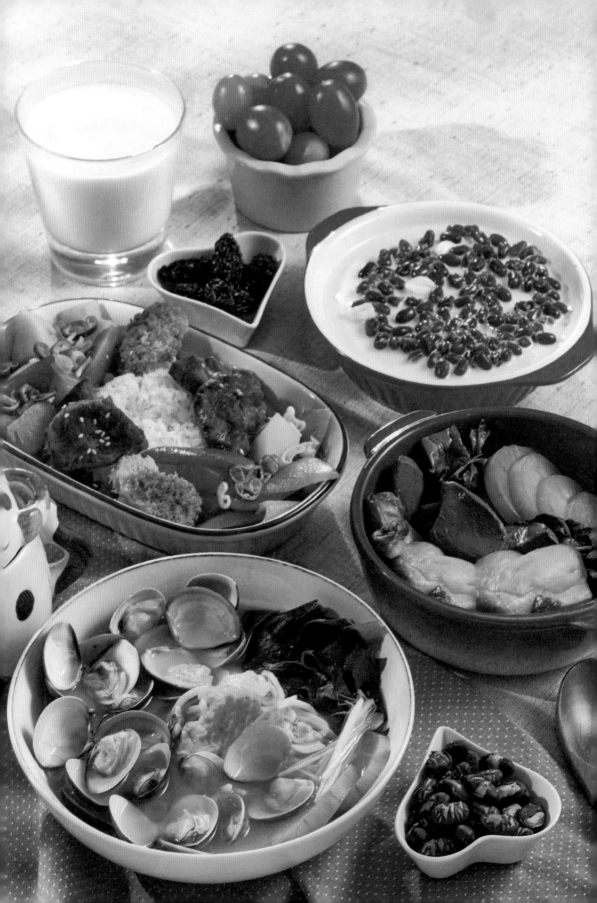

# 高铁饮食食谱

## 第 ① 餐　花生红豆汤 ......................................................

| 材料 | 无糖豆浆260毫升，红豆30克，花生米10粒（8克），黑糖7.5克。 |
| 做法 | 锅中加适量水烧开，将红豆、花生米煮熟，再加入无糖豆浆及黑糖即可。 |

### 加餐　黑枣配牛奶 ......................................................

| 材料 | 低脂牛奶1杯（240毫升），黑枣9颗（30克）。 |
| 做法 | 倒取低脂牛奶以及黑枣直接食用。 |

## 第 ② 餐　咖喱牛肉饭 ......................................................

| 材料 | 白米饭100克，土豆45克，牛腱肉55克，西蓝花、洋葱、胡萝卜、红甜椒、黄甜椒各25克，橄榄油1茶匙，咖喱粉、葱花各少许，盐1克。 |
| 做法 | 1. 所有蔬菜洗净，土豆去皮切块，胡萝卜、甜椒切块，洋葱切片，西蓝花切朵；牛腱肉切片，备用。<br>2. 锅中加橄榄油，加入牛肉片煸炒，放入洋葱片、土豆块拌炒，加胡萝卜块、西蓝花、红甜椒块、黄甜椒块炒熟，加入咖喱粉、盐、葱花炒匀。<br>3. 白米饭中加步骤2的咖喱酱料拌匀，即可食用。 |

### 加餐　烘黑豆 ......................................................

| 材料 | 烘黑豆20克。 |
| 做法 | 取无添加原味烘黑豆，直接食用。 |

第 **3** 餐　海带芽蛤蛎面套餐········································································

| 材料 | 干面条40克，丝瓜20克，海带芽30克，文蛤60克，鸭血110克，杏鲍菇、白萝卜、红凤菜各50克，香油0.5茶匙，卤包1包，葱、姜、大蒜、白糖各5克，圣女果175克，盐1克。

| 做法 | 1. 将干面条煮熟，捞出备用。

2. 文蛤和所有蔬菜洗净，丝瓜、白萝卜去皮切片，杏鲍菇切片。

3. 锅中加适量水烧开，放入丝瓜片煮软，放文蛤、海带芽、盐略煮，再放入面条，拌匀即可食用。

4. 锅中加适量水，将卤包、葱、姜、大蒜、白糖放入煮开，再放入切大片的鸭血、杏鲍菇片、白萝卜片卤至熟透，起锅前再将红凤菜下锅煮熟，起锅后淋上香油即可。

5. 将圣女果洗净，即可食用。

# 高纤饮食

什么是膳食纤维？膳食纤维跟减重又有什么关系？每天应该吃多少膳食纤维才够呢？这些问题经常被患者询问。膳食纤维是指不能被人体消化酶分解的植物成分，主要是多糖类及木质素。它是肠道中的清洁夫，可以促进肠道蠕动，软化粪便，让排便顺畅，吸附毒素，减少肠道毒素停留时间，是排毒的好帮手。

膳食纤维的生理功能：

1. 减少胆固醇及脂肪的吸收，降低热量摄取。
2. 延缓胃排空，增加饱足感，预防肥胖。
3. 结合胆酸、胆盐，促进其排泄，降低血胆固醇，预防心血管疾病发生。
4. 促进肠蠕动，增加粪便量，降低肠内压，预防便秘、憩室症、大肠癌。
5. 延缓餐后血糖上升速度，有助控血糖。

依照性质可将膳食纤维分为可溶性膳食纤维和不可溶性膳食纤维两类，二者最大差别就在于保水性。

可溶性膳食纤维可溶于水，吸收水分后形成胶状物，能在肠道中保留水分和产生黏性溶液，在结肠中细菌作用下容易发酵生成气体，有80%~100%的可溶性膳食纤维可以被大肠中的细菌发酵，产生短链脂肪酸（乙酸、丙酸、丁酸）、二氧化碳及甲烷，能酸化肠腔环境，避免致癌物对肠道的伤害。可溶性膳食纤维通常具有黏性，包括琼脂、果胶，食物来源有燕麦麸、燕麦片、芋头、薏仁、御豆、花豆、黑豆、苹果、草莓、柑橘、柳橙、甜柿、木耳、爱玉子、仙草、海带、紫菜、菇类、瓜类、荚豆类、菜花、胡萝卜等。

不可溶性膳食纤维不溶于水，只有50%可被大肠中的细菌发酵，主要是增加粪便的体积，促进大肠蠕动，减少食物通过肠道的时间，降低肠道与致癌物质接触的时间。食物来源有全谷类、麦麸、糙米、青菜、叶梗等。

台湾卫生管理部门对膳食纤维摄取量建议：2~18岁人群以年龄加上5的数据来提供，成年人每天为20~35克或每1000千卡建议14克。根据台湾癌症基金会统计，90%以上的人群膳食纤维摄取不足，男性平均每天摄取量是13.7克，女性为14克，比建议量少了将近一半。膳食纤维吃不够，临床症状多表现为排臭气、粪便颜色偏黑、便秘、口臭等。此时建议多选择每100克食物中含有2克以上膳食纤维的高纤食物，例如莲藕、薏仁、大麦、燕麦、大麦片、糙米、全麦吐司、荞麦、玉米、苋菜、红薯叶、竹笋、苜蓿芽、紫甘蓝、甜椒、菜豆、香菇、柿饼、黑枣、人参果、红枣、葡萄干、杨桃、西番莲、榴莲、金橘、芒果、香吉士、梨、番石榴、牛油果、桃子、猕猴桃、柳橙，以及喝足够的水（以千克体重40倍水计，即60千克的人应喝2400毫升的水）来改善。

但是，吃过多的膳食纤维（每天超过50克）会干扰钙、镁、磷、锌等矿物质及营养素B$_{12}$的吸收，且容易发生腹胀、排气增多、腹泻，过于粗糙的纤维素也会刮伤肠道，要特别留意。

可参照下表中的食物种类与分量，即可轻松达到每天摄入膳食纤维20～35克。

| 食物种类 | 单位 | 膳食纤维（克） |
| --- | --- | --- |
| 谷薯类 | 2碗（糙米饭200克一碗；红薯220克一碗） | 2～6 |
| 大豆类 | 2份（毛豆50克半碗；黄豆20克） | 4～6 |
| 蔬菜类 | 4份（煮熟的蔬菜2碗） | 8～12 |
| 水果类 | 2份（柳橙170克；番石榴160克） | 4～6 |
| 坚果种子类 | 2份（腰果5粒） | 2～3 |
| 一天摄取量 |  | 20～33 |

**高纤食物（每100克含2克以上膳食纤维）**

| 食物 | 膳食纤维（克） | 食物 | 膳食纤维（克） |
| --- | --- | --- | --- |
| 山粉圆 | 57.9 | 西番莲 | 5.3 |
| 爱玉子 | 51.6 | 野苦瓜 | 5.1 |
| 花生粉 | 33.2 | 腌渍萝卜 | 4.7 |
| 葵花子 | 19.7 | 腌渍香菇 | 4.6 |
| 黑芝麻 | 16.8 | 榴莲 | 4.4 |
| 柿饼 | 14.1 | 野苋 | 4.3 |
| 无花果 | 13.3 | 黄秋葵 | 4.1 |
| 冷冻木耳 | 12.3 | 香菇 | 3.9 |

续表

| 食物 | 膳食纤维（克） | 食物 | 膳食纤维（克） |
|---|---|---|---|
| 黑枣 | 10.8 | 芒果干 | 3.4 |
| 莲子 | 9.2 | 罗勒 | 3.4 |
| 人参果 | 9 | 芭蕉 | 3.3 |
| 梅干菜 | 8.4 | 白凤菜 | 3.3 |
| 红枣 | 7.7 | 冷冻菜花 | 3.2 |
| 薄荷 | 7.5 | 红凤菜 | 3.1 |
| 萝卜干 | 7.2 | 红薯叶 | 3.1 |
| 木耳 | 6.5 | 黄豆芽 | 3 |
| 角菜 | 6.1 | 洋菇罐头 | 3 |
| 香椿 | 5.9 | 香吉士 | 3 |
| 葡萄干 | 5.9 | 巴梨 | 3 |
| 栗子（糖炒） | 5.7 | 番石榴 | 3 |
| 杨桃干 | 5.5 | 芥蓝缨 | 2.6 |
| 金橘 | 3.7 | 冷冻西蓝花 | 2.6 |
| 金针菇 | 2.9 | 香菜 | 2.5 |
| 平菇 | 2.9 | 半天笋 | 2.5 |
| 柳松菇 | 2.9 | 柳橙 | 2.3 |
| 菜豆 | 2.8 | 油菜花 | 2.3 |
| 西蓝花 | 2.7 | 韭薹 | 2.3 |
| 草菇 | 2.7 | 茄子 | 2.3 |
| 莲藕 | 2.7 | 竹笋 | 2.3 |
| 红苋菜 | 2.6 | 冷冻圆白菜 | 2.3 |
| 猴头菇 | 2.6 | 苋菜 | 2.2 |
| 菜花 | 2.6 | 冷冻胡萝卜 | 2.2 |
| 葱 | 2.6 | 甜椒 | 2.2 |
| 胡萝卜 | 2.6 | 紫甘蓝 | 2.2 |
| 青蒜 | 3.5 | 黄花菜 | 2.5 |

| 食物 | 膳食纤维（克） | 食物 | 膳食纤维（克） |
|---|---|---|---|
| 玉米笋 | 2.4 | 腌渍嫩姜 | 2.1 |
| 牛油果 | 2.5 | 冷冻菠菜 | 2.1 |
| 菠菜 | 2.4 | 荸荠 | 2.1 |
| 韭菜 | 2.4 | 茭白 | 2.1 |
| 桃子 | 2.4 | 桶柑 | 2.1 |
| 猕猴桃 | 2.4 | 苜蓿芽 | 2 |
| 小油菜 | 2.1 | 麻笋 | 2 |
| 空心菜 | 2.1 | 姜 | 2 |

## 高纤饮食1200千卡三大营养素分配比例

|  | 千卡 | % | 千卡/克 | 克 | 热量 |
|---|---|---|---|---|---|
| 碳水化合物 | 1200 | 50% | 4 | 150 | 600 |
| 蛋白质 | 1200 | 20% | 4 | 60 | 240 |
| 脂肪 | 1200 | 30% | 9 | 40 | 360 |
| 总计 |  |  |  |  | 1200 |

## 高纤饮食份数

| 种类 | 谷薯 | 豆、鱼、肉、蛋 | 蔬菜 | 低脂奶 | 水果 | 油脂 | 总计 |
|---|---|---|---|---|---|---|---|
| 份数 | 5.5 | 5 | 6 | 1 | 2 | 2.5 | 22 |
| 热量（千卡） | 385 | 375 | 150 | 120 | 120 | 112.5 | 1262.5 |
| 碳水化合物（克） | 82.5 |  | 30 | 12 | 30 |  | 154.5 |
| 蛋白质（克） | 11 | 35 | 6 | 8 |  |  | 60 |
| 脂肪（克） |  | 25 |  | 4 |  | 12.5 | 41.5 |

## 高纤饮食一日分量分配

| 种类 | 谷薯 | 豆、鱼、肉、蛋 | 蔬菜 | 低脂奶 | 水果 | 油脂 |
|---|---|---|---|---|---|---|
| 早餐 | 2 | 1.5 | 2 |  |  | 1 |
| 加餐 |  |  |  |  | 1 |  |
| 午餐 | 2 | 1.5 | 2 |  |  | 1 |
| 加餐 |  |  |  | 1 | 1 |  |
| 晚餐 | 1.5 | 2 | 2 |  |  | 0.5 |
| 加餐 |  |  |  |  |  |  |

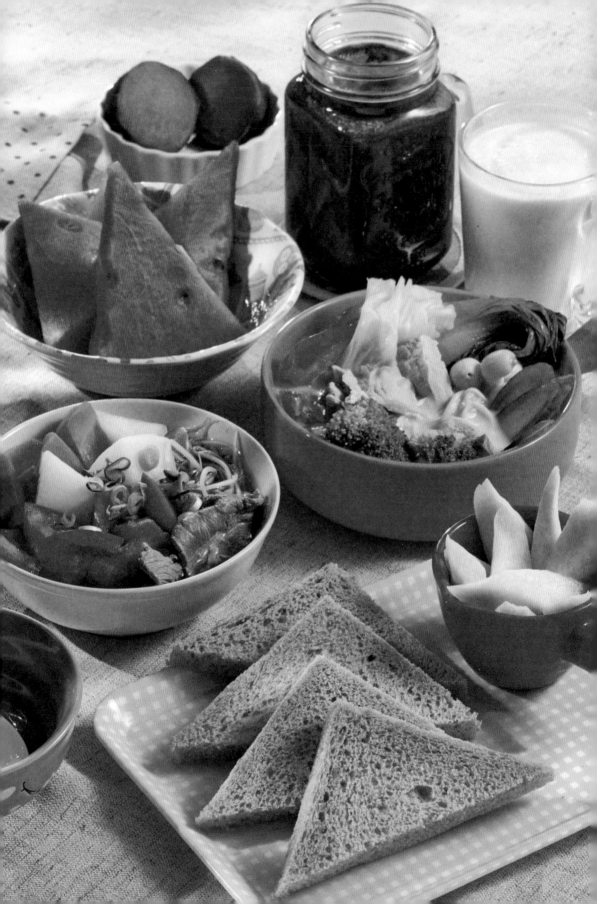

# 高纤饮食食谱

**第 1 餐** 全麦吐司配黑豆红薯叶豆浆 ································································

| | |
|---|---|
| **材料** | 全麦吐司2片，黑豆30克，红薯叶100克，杏仁9克，茭白100克。 |
| **做法** | 1. 将全麦吐司加热，对切即可食用。 |
| | 2. 将适量温开水、蒸熟的黑豆、焯烫的红薯叶以及杏仁放果汁机中，打匀即可。 |
| | 3. 茭白洗净切片，放电锅蒸熟即可食用。 |

**加餐** 西瓜 ········································································································

| | |
|---|---|
| **材料** | 西瓜365克。 |
| **做法** | 西瓜洗净，去皮除子，切片，即可食用。 |

**第 2 餐** 红薯牛肉餐 ····························································································

| | |
|---|---|
| **材料** | 红薯110克，牛肉片30克，豆腐40克，黄豆芽、胡萝卜、白萝卜、番茄各50克，盐1克，橄榄油1茶匙，葱花少许。 |
| **做法** | 1. 将红薯蒸熟，切段，凉凉即可食用。 |
| | 2. 将所有蔬菜洗净，胡萝卜、白萝卜、番茄去皮后切块；豆腐切片。 |
| | 3. 锅中加橄榄油，将黄豆芽、胡萝卜块、白萝卜块、番茄块、盐炒熟，加入适量水煮开，再放豆腐片、牛肉片，撒入葱花即可食用。 |

**加餐** 巴梨牛奶 ································································································

| | |
|---|---|
| **材料** | 低脂牛奶1杯（240毫克），巴梨165克。 |
| **做法** | 1. 巴梨洗净、去皮，备用。 |
| | 2. 将低脂牛奶、巴梨放入果汁机中搅拌均匀，即可饮用。 |

第 **3** 餐　高纤豆浆锅·················································································

| 材料 | 高纤豆浆260毫升，猪肉片30克，去皮牛蒡70克，莲子14粒（13克），西蓝花、金针菇、小油菜、番茄、圆白菜各40克，橄榄油0.5茶匙。

| 做法 | 1. 所有蔬菜洗净，番茄切块、西蓝花切朵、圆白菜撕片。

2. 锅中加橄榄油，加入番茄块、金针菇、圆白菜片拌炒，加入适量水煮开，放牛蒡、莲子煮软，再放豆浆、猪肉片、西蓝花、小油菜煮沸即可。

# 结语

. . .

　　这么多的饮食形态，无论采取何种饮食，每天摄取热量仍然不建议低于800千卡。各种饮食模式的减重效果，长期观察并没有明显差异，事实上，只要总热量摄取低于身体需求就能成功减重。任何饮食相较于无节制饮食都能降低体重。初期只要好好执行、做好饮食控制，去除发胖因子，每个月都可以减2～4千克，中后期再搭配运动，慢慢地都可降到理想目标。

　　不管用什么方式，往往在减重开始后半年内会遇到停滞期，此时可参考这些不同的饮食模式做出变化和调整，遵从饮食、运动原则，不放弃才是成功减重的关键。这个过程一定会遇到很多挫折，只要有一套可行的减重计划，包括饮食、运动以及行为修正，找一个自己真正喜欢、舒服且可长期执行的方式，坚持下去就能看见希望，一定能减掉脂肪不减健康，让体检的各项指标达标，预防保健、远离疾病。

　　最后告诉读者朋友们简单不复胖的小口诀，在未来的日子里，相信大家都能轻松"享瘦"，拥有健康好气色。

少　少糖少油少酱料，每周减少一斤重。

吃　三餐定量吃均衡，饮食顺序才平衡。

多　多吃纤维多喝水，减少毒素在体内。

动　每天运动一小时，间歇运动助消脂。

有　每天处理压力源，拥有品质好睡眠。

恒　创造环境助恒心，胖子脑袋会更新。

心　内在动机要强化，从心出发做改变。

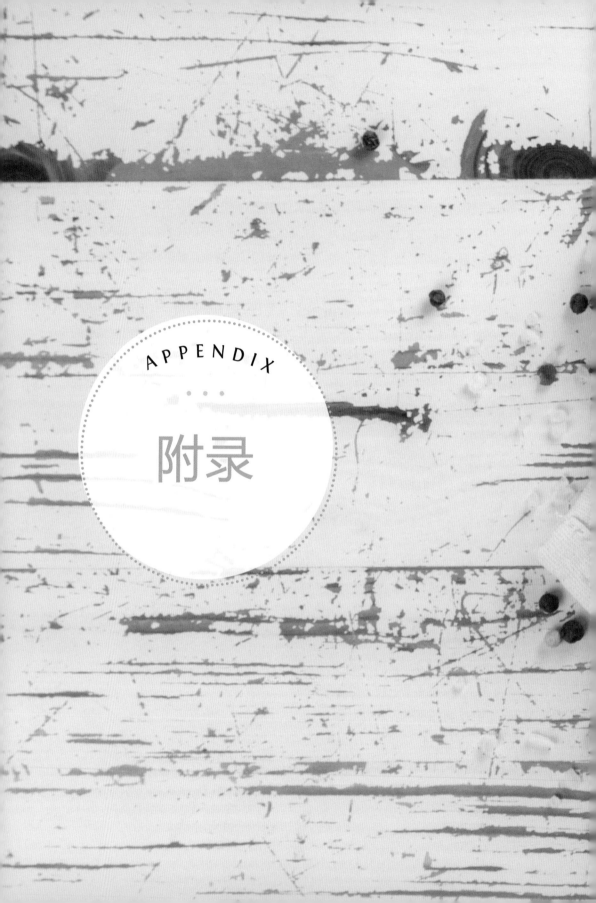

APPENDIX

附录

# 附录1
# 食物交换份表

## 奶类

<table>
<tr><td rowspan="5">全脂奶</td><td colspan="3">每份含蛋白质8克，脂肪8克，碳水化合物12克，热量150千卡</td></tr>
<tr><td>食物名称</td><td>分量</td><td>计量</td></tr>
<tr><td>全脂奶</td><td>1杯</td><td>240毫升</td></tr>
<tr><td>全脂奶粉</td><td>4汤匙</td><td>30克</td></tr>
<tr><td>淡奶</td><td>1/2杯</td><td>120毫升</td></tr>
<tr><td rowspan="4">低脂奶</td><td colspan="3">每份含蛋白质8克，脂肪4克，碳水化合物12克，热量120千卡</td></tr>
<tr><td>食物名称</td><td>分量</td><td>计量</td></tr>
<tr><td>低脂奶</td><td>1杯</td><td>240毫升</td></tr>
<tr><td>低脂奶粉</td><td>3汤匙</td><td>25克</td></tr>
<tr><td rowspan="4">脱脂奶</td><td colspan="3">每份含蛋白质8克，碳水化合物12克，热量80千卡</td></tr>
<tr><td>食物名称</td><td>分量</td><td>计量</td></tr>
<tr><td>脱脂奶</td><td>1杯</td><td>240毫升</td></tr>
<tr><td>脱脂奶粉</td><td>3汤匙</td><td>25克</td></tr>
</table>

## 谷薯类（包括根茎杂豆）

每份含蛋白质2克，碳水化合物15克，热量70千卡

| 食物名称 | 分量 | 可食部生重（克） | 食物名称 | 分量 | 可食部生重（克） |
|---|---|---|---|---|---|
| 大米、小米、糯米等 | 1/8杯（半杯） | 20 | 苏打饼干 | 3片 | 20 |

| 食物名称 | 分量 | 可食部生重（克） | 食物名称 | 分量 | 可食部生重（克） |
|---|---|---|---|---|---|
| 米饭 | 1/4碗 | 50 | △烧饼（+1/2茶匙油） | 1/4个 | 20 |
| 粥（稠） | 1/2碗 | 125 | △油条（+1/2茶匙油） | 1/3根 | 15 |
| 白年糕 | | 30 | 土豆（3个/500克） | 1/2个（中） | 90 |
| 芋头糕 | | 60 | 红薯（4个/500克） | 1/2个（小） | 55 |
| 萝卜糕（6厘米×8厘米×1.5厘米） | 1块 | 50 | 山药 | 1个 | 100 |
| 小汤圆（无馅） | 约10粒 | 30 | 芋头 | | 55 |
| 大麦、小麦、荞麦、燕麦等 | | 20 | 莲藕 | | 100 |
| 麦粉 | 4汤匙 | 20 | 玉米或玉米粒 | 1/3根或1/2杯 | 65 |
| 麦片 | 3汤匙 | 20 | 爆米花（不加奶油） | 1杯 | 15 |
| 面粉 | 3汤匙 | 20 | ◎薏仁 | 1.5汤匙 | 20 |
| 面条（干） | | 20 | ◎莲子（干） | 32粒 | 20 |
| 面条（湿） | | 30 | 栗子 | 6颗（大） | 40 |
| 面条（熟） | 1/2碗 | 60 | 菱角 | 7粒 | 50 |
| 拉面 | | 25 | 南瓜 | | 110 |
| 油面 | 1/2碗 | 45 | ◎红豆、绿豆、蚕豆、刀豆 | 1汤匙（生） | 20 |
| 锅烧面（熟） | | 60 | ◎花豆（干） | | 20 |
| ◎通心粉（干） | 1/3杯 | 20 | ◎豌豆粒 | | 45 |
| 面线（干） | | 25 | 御豆 | | 65 |
| 饺子皮 | 3张 | 30 | 春卷皮 | 1+1/2张 | 30 |

续表

| 食物名称 | 分量 | 可食部生重（克） | 食物名称 | 分量 | 可食部生重（克） |
|---|---|---|---|---|---|
| 馄饨皮 | 3~7张 | 30 | 馒头 | 1/3个（中） | 30 |
| 山东馒头 | 1/6个 | 30 | 冬粉 | 1/2把 | 20 |
| 吐司 | 1/2~1/3片 | 25 | 藕粉 | | 20 |
| 餐包 | 1个（小） | 25 | 西米（粉圆） | | 20 |
| 汉堡面包 | 1/2个 | 25 | 米粉（干） | | 20 |
| △菠萝面包（无馅） | 1/3个（小） | 20 | 米粉（湿） | 1/2碗 | 30~50 |
| △奶酥面包 | 1/3个（小） | 20 | | | |

◎蛋白质含量较其他主食高，每份蛋白质含量（克）：薏仁2.8，莲子4.8，花豆4.7，通心粉2.5，红豆4.5，绿豆4.7，刀豆4.9，豌豆粒5.4，蚕豆2.7

△菠萝面包、奶酥面包、烧饼、油条等油脂含量较高

## ● 鱼、肉、蛋类（1）

### 每份含蛋白质2克，碳水化合物15克，热量70千卡

| 分类 | 食物名称 | 可食部生重（克） |
|---|---|---|
| 水产 | 虱目鱼、乌鱼、肉鲫、三文鱼 | 35 |
| | *鱼肉松（＋10克碳水化合物） | 25 |
| | *虱目鱼丸、*墨鱼丸（＋7克碳水化合物） | 50 |
| | *旗鱼丸、*鱼丸（包肉）（＋7克碳水化合物） | 60 |
| 家畜 | 猪大排、猪小排、猪后腿肉、猪前腿肉、羊肉、猪蹄 | 35 |
| | *猪肉松（＋5克碳水化合物）、肉脯 | 20 |
| 家禽 | 鸡翅、鸡排 | 40 |
| | 鸡爪 | 30 |
| | 鸭赏 | 20 |

续表

| 分类 | 食物名称 | 可食部生重（克） |
|---|---|---|
| 内脏 | 猪舌 | 40 |
| | 猪肚 | 50 |
| | 猪小肠 | 55 |
| | 猪脑 | 60 |
| 蛋 | 鸡蛋 | 55 |

*每份胆固醇含量＞50毫克，且含碳水化合物成分，热量较其他食物高

## ● 鱼、肉、蛋类（2）

### 每份含蛋白质7克，脂肪10克以下，热量120千卡

| 分类 | 食物名称 | 可食部生重（克） |
|---|---|---|
| 水产 | 秋刀鱼 | 35 |
| 家畜 | 牛条肉 | 40 |
| | *猪肉酥（＋5克碳水化合物） | 20 |
| 内脏 | 鸡心 | 45 |

*每份胆固醇含量＞50毫克，且含碳水化合物成分，热量较其他食物高

### 每份含蛋白质7克，脂肪10克以上，热量135千卡以上，应避免食用

| 分类 | 食物名称 | 可食部生重（克） |
|---|---|---|
| 家畜 | 猪蹄 | 40 |
| | 梅花肉、牛腩 | 45 |
| | 猪大肠 | 100 |
| 加工制品 | 香肠、蒜味香肠、五花腊肉 | 40 |
| | 热狗、五花肉 | 50 |

● 大豆及其制品

每份含蛋白质7克，脂肪3克，热量55千卡

| 食物名称 | 可食部生重（克） |
|---|---|
| 黄豆（＋5克碳水化合物） | 20 |
| 毛豆（＋5克碳水化合物） | 50 |
| 干豆皮 | 15 |
| 豆腐皮（湿） | 30 |
| 豆腐乳 | 30 |
| 臭豆腐 | 50 |
| 豆浆 | 260毫升 |

每份含蛋白质7克，脂肪5克，热量75千卡

| 食物名称 | 可食部生重（克） |
|---|---|
| 千张、干丝 | 35 |
| 油豆腐 | 55 |
| 豆豉 | 35 |
| 五香豆腐干 | 35 |
| 小方豆腐干 | 40 |
| 素鸡 | 40 |
| 豆腐干 | 70 |
| 老豆腐 | 80 |
| 嫩豆腐 | 140（1/2盒） |

## ● 蔬菜

每份100克可食部含蛋白质1克，碳水化合物5克，热量25千卡

| | | | | |
|---|---|---|---|---|
| 小黄瓜 | 黄瓜 | 菜花 | 龙须菜 | 野苦瓜 |
| 木耳 | 茭白 | 鹅仔菜 | 蒲瓜 | 甜椒（柿子椒） |
| 大白菜 | 芥菜 | 生菜 | 洋葱 | 川七 |
| 玉米笋 | 竹笋 | 苦瓜 | 冬瓜 | 苋菜 |
| 丝瓜 | 芥蓝缨 | 胡萝卜 | 白凤菜 | 菠菜 |
| 白萝卜 | 球茎甘蓝 | 麻笋 | 鲜雪里蕻 | 珍珠菜 |
| 小白菜 | 韭黄 | 芥蓝 | 芦笋 | 半天笋 |
| 空心菜 | 芹菜 | 小油菜 | 西芹 | 韭菜 |
| 红凤菜 | 茼蒿 | 紫甘蓝 | 黄花菜 | 猴头菇 |
| 牛蒡 | 菜花 | 韭薹 | 番茄 | 香菇 |
| 圆白菜 | 茄子 | 黄秋葵 | 柳松菇 | 黑甜菜 |
| 金针菇 | 洋菇 | 草菇 | 小芹菜 | 苜蓿芽 |
| 红薯叶 | 红苋菜 | 黄豆芽 | 绿豆芽 | |

## ● 水果（1）

每份含蛋白质15克，热量60千卡

| | 食物名称 | 购买量（克） | 可食量（克） | 分量 |
|---|---|---|---|---|
| 柑橘类 | 椪柑（3个/500克） | 190 | 150 | 1个 |
| | 柳橙（4个/500克） | 170 | 130 | 1个 |
| | 香吉士 | 135 | 105 | 1个 |
| | 油柑（30个/500克） | 120 | 120 | 6个 |
| | 白柚 | 270 | 165 | 2片 |
| | 葡萄柚 | 250 | 190 | 3/4个 |
| 苹果类 | 红元帅苹果 | 140 | 125 | 小1个 |
| | 青龙苹果 | 130 | 115 | 小1个 |
| | 富士苹果 | 145 | 130 | 小1个 |
| 瓜类 | 黄西瓜 | 320 | 195 | 1/3个 |
| | 木瓜（1个/500克） | 190 | 120 | 1/3个 |
| | 红西瓜 | 365 | 250 | 1片 |
| | 美浓瓜 | 245 | 165 | 2/3个 |
| | 太阳瓜 | 240 | 215 | 2/3个 |
| | 哈密瓜 | 225 | 195 | 1/4个 |
| | 新疆哈密瓜 | 290 | 245 | 2/5个 |
| 芒果类 | 金煌芒果 | 140 | 105 | 1片 |
| | 爱文芒果 | 225 | 150 | 1.5片 |
| 番石榴类 | 土番石榴 | | 155 | 1个 |
| | 泰国番石榴（1个/500克） | | 160 | 1/3个 |
| 梨类 | 巴梨 | 165 | 105 | 1个 |
| | 水梨 | 200 | 150 | 3/4个 |
| | 粗梨 | 140 | 120 | 小1个 |

续表

| | 食物名称 | 购买量（克） | 可食量（克） | 分量 |
|---|---|---|---|---|
| 桃类 | 水蜜桃（4个/500克） | 150 | 145 | 小1个 |
| | 桃子 | 250 | 220 | 1个 |
| | 玫瑰桃 | 125 | 120 | 1个 |
| 李类 | 加州李 | 110 | 100 | 1个 |
| | 李子 | 155 | 145 | 4个 |
| 枣类 | 红枣 | 30 | 25 | 10颗 |
| | 黑枣 | 30 | 25 | 9颗 |

## ● 水果（2）

| | 食物名称 | 购买量（克） | 可食量（克） | 分量 |
|---|---|---|---|---|
| 其他 | 葡萄 | 130 | 105 | 13个 |
| | 圣女果 | 175 | 175 | 23个 |
| | 荔枝（30颗/500克） | 185 | 100 | 9个 |
| | 桂圆 | 130 | 90 | 13个 |
| | 草莓 | 170 | 160 | 小16个 |
| | 樱桃 | 85 | 80 | 9个 |
| | 枇杷 | 190 | 125 | |
| | 香蕉（3根/500克） | 95 | 70 | 大1/2根、小1根 |
| | 莲雾（6个/500克） | 180 | 170 | 2个 |
| | 杨桃（2个/500克） | 180 | 170 | 3/4个 |
| | 菠萝（2000克/个） | 205 | 130 | 1/10片 |
| | 猕猴桃（6个/500克） | 125 | 115 | 1.5个 |
| | 西番莲（6个/500克） | 190 | 95 | 2个 |

续表

| | 食物名称 | 购买量（克） | 可食量（克） | 分量 |
|---|---|---|---|---|
| 其他 | 番荔枝（3个/500克） | 105 | 60 | 1/2个 |
| | 山竹（7个/500克） | 420 | 84 | 5个 |
| | 火龙果 | | 130 | |
| | 红毛丹 | 150 | 80 | |
| | 榴莲（去壳） | 35 | | 1/4瓣 |
| | 牛油果 | 500 | 300 | |
| 果汁类 | 葡萄汁、杨桃汁 | | 135 | |
| | 菠萝汁、苹果汁、芒果汁 | | 140 | |
| | 柳橙汁 | | 120 | |
| | 葡萄柚汁 | | 160 | |
| | 水蜜桃汁 | | 135 | |
| | 番石榴汁 | | 145 | |
| | 番茄汁 | | 285 | |
| 水果制品 | 芒果干 | | 18 | 2片 |
| | 葡萄干 | | 20 | 33个 |
| | 桂圆干 | | 22 | |
| | 菠萝蜜饯 | | 60 | 1圆片 |
| | 腌渍菠萝 | | 57 | |
| | 菠萝罐头 | | 80 | 2圆片 |
| | 菠萝蜜罐头 | | 65 | |
| | 柑橘罐头 | | 122 | |
| | 荔枝罐头 | | 113 | |
| | 粗梨罐头 | | 200 | |
| | 樱桃罐头 | | 35 | |

续表

| | 食物名称 | 购买量（克） | 可食量（克） | 分量 |
|---|---|---|---|---|
| 水果制品 | 葡萄果酱 | | 23 | |
| | 草莓果酱 | | 22 | |

## ● 油脂类

| | 食物名称 | 购买量（克） | 可食量（克） | 分量 |
|---|---|---|---|---|
| 植物油 | 大豆油 | 5 | 5 | 1茶匙 |
| | 玉米油 | 5 | 5 | 1茶匙 |
| | 花生油 | 5 | 5 | 1茶匙 |
| | 红花油 | 5 | 5 | 1茶匙 |
| | 葵花子油 | 5 | 5 | 1茶匙 |
| | 香油 | 5 | 5 | 1茶匙 |
| | 椰子油 | 5 | 5 | 1茶匙 |
| | 棕榈油 | 5 | 5 | 1茶匙 |
| | 橄榄油 | 5 | 5 | 1茶匙 |
| | 芥花油 | 5 | 5 | 1茶匙 |
| 动物油 | 牛油 | 5 | 5 | 1茶匙 |
| | 猪油 | 5 | 5 | 1茶匙 |
| | 鸡油 | 5 | 5 | 1茶匙 |
| 坚果类 | 南瓜子、葵花子 | 12（约30粒） | 8 | 1汤匙 |
| | 花生米 | 8 | 8 | 10粒 |
| | 花生粉 | 8 | 8 | 1汤匙 |

续表

| | 食物名称 | 购买量（克） | 可食量（克） | 分量 |
|---|---|---|---|---|
| 坚果类 | 芝麻 | 8 | 8 | 2茶匙 |
| | 杏仁 | 7 | 7 | 5粒 |
| | 腰果 | 8 | 8 | 5粒 |
| | 开心果 | 14 | 7 | 10粒 |
| | 核桃仁 | 7 | 7 | 2颗 |
| 其他 | 玛琪琳、酥油 | 5 | 5 | 1茶匙 |
| | 蛋黄酱 | 5 | 5 | 1茶匙 |
| | 沙拉酱（法式、意式） | 10 | 10 | 2茶匙 |
| | 花生酱 | 8 | 8 | 1茶匙 |
| | 鲜奶油 | 15 | 15 | 1汤匙（15克） |
| | 奶油奶酪 | 12 | 12 | 2茶匙 |

# 附录2
## 肉类脂肪分布图

· · ·

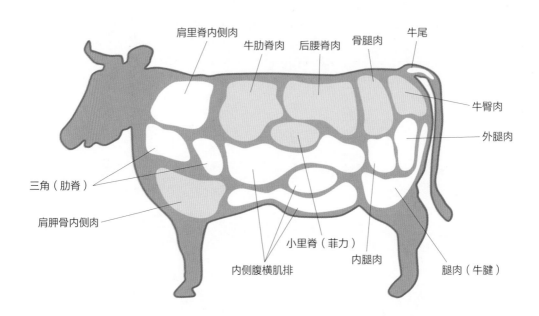

肩里脊内侧肉
牛肋脊肉
后腰脊肉
骨腿肉
牛尾
牛臀肉
外腿肉
三角（肋脊）
肩胛骨内侧肉
内侧腹横肌排
小里脊（菲力）
内腿肉
腿肉（牛腱）

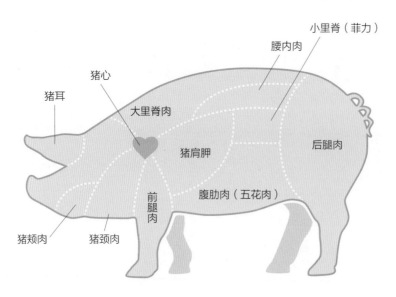

小里脊（菲力）
腰内肉
猪心
猪耳
大里脊肉
猪肩胛
后腿肉
前腿肉
腹肋肉（五花肉）
猪颊肉
猪颈肉

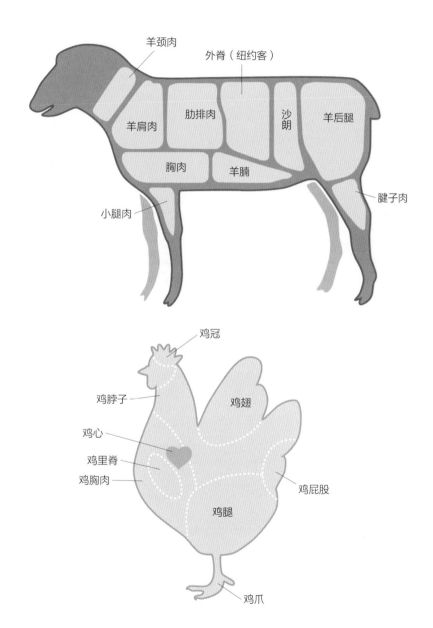

羊颈肉

外脊（纽约客）

羊肩肉

肋排肉

沙朗

羊后腿

胸肉

羊腩

腱子肉

小腿肉

鸡冠

鸡脖子

鸡翅

鸡心

鸡里脊

鸡胸肉

鸡屁股

鸡腿

鸡爪

# 附录3
## 钠交换份表
• • •

| 盐与各类调味品钠含量交换份表 | |
|---|---|
| 1茶匙盐=6克盐<br>（2400毫克钠） | =2+2/5汤匙酱油<br>=6茶匙味精<br>=6茶匙乌醋<br>=15茶匙番茄酱 |
| 1克盐（400毫克钠） | =6毫升酱油（1+1/5茶匙酱油）<br>=3克味精（1茶匙味精）<br>=5毫升乌醋（1茶匙乌醋）<br>=12毫升番茄酱（2.5茶匙番茄酱） |

注：盐中约含有40%的钠，即1克盐中含有400毫克的钠

| 每5克调味品的含钠量 | |
|---|---|
| 0~50毫克 | 葱、姜、大蒜、白糖、白醋、肉桂、五香料、甘草粉、白胡椒粉、黑胡椒粉、花椒粉、咖喱粉、辣椒粉、香蒜粉、大料、香草片、山葵粉、油葱酥、蘑菇酱、香醋、纯米醋、高粱醋、沙茶酱、沙拉酱、酵母粉 |
| 50~100毫克 | 乌醋、蒸肉粉（五香）、芥末酱、糖醋酱、番茄酱、海苔酱、甜辣酱、甜面酱 |
| 100~150毫克 | 烤肉酱、沙茶粉、牛排酱、低盐酱油膏 |
| >150毫克 | 小苏打粉、味精、美极鲜、鸡精、大骨汁、低盐酱油、无盐酱油、壶底酱油、虾油、酱油膏、酱油露、蚝油、味噌、豆瓣酱、辣椒酱 |

资料来源：临床营养工作手册

# 附录4
## 高钙食物排行榜
• • • •

### 100克食物中钙含量

| 种类 | 50~100毫克 | 101~200毫克 | 201~500毫克 | 500毫克以上 |
|---|---|---|---|---|
| 乳品类 | 酸奶酪、调味乳 | 奶酪、脱脂酸奶、鲜乳、保久乳 | 高钙脱脂酸奶、低脂牛奶、全脂牛奶、高钙脱脂奶、炼乳、淡炼乳 | 脱脂奶粉、低脂奶粉、全脂奶粉、羊奶粉、羊奶片 |
| 谷物淀粉 | 综合谷类粉、海鲜速食粥、魔芋、花豆、蚕豆 | 糙米片随身包、加钙米、红豆、绿豆 | 麦片 | 养生麦粉、麦芽饮品、海鲜燕麦粥 |
| 坚果种子 | | 花生、杏仁 | | 黑芝麻、黑芝麻粉、芝麻酱、芝麻糊 |
| 豆类 | 素火腿、素肉松、豆腐皮、味噌、干丝 | 臭豆腐、黑豆、黄豆、豆豉、老豆腐、素鸡 | 炸豆皮、冻豆腐、五香豆腐干、油豆腐 | 小方豆腐干 |
| 鱼贝类 | 小龙虾、白贝、斑节虾、干贝、皮皮虾、草鱼、海鳗、海参 | 牡蛎、文蛤、咸鱿鱼、剑虾、牡蛎干 | 旗鱼松、金钱鱼、鲷鱼、三文鱼松、吻仔鱼、鳗鱼罐头 | 小鱼干、虾皮、海米、鱼脯、双带参、条仔鱼、旗鱼丸、虾丸、虾酱 |
| 蛋类 | 水煮蛋、五香卤蛋 | 鸭蛋黄、鸡蛋黄、咸蛋黄 | | |
| 蔬果类 | 海带、芥菜、油菜花、红薯叶、白凤菜、小油菜、空心菜、菠菜、圆白菜、橘子、黑枣、葡萄干、红枣 | 红苋菜、薄荷、苋菜、罗勒、绿豆芽、红凤菜、藤三七、川七、小白菜、油菜、黄秋葵、紫菜、西蓝花 | 梅干菜、黑甜菜、芥蓝、山芹菜、石花菜 | 食茱萸、干海带 |
| 其他 | 枸杞子 | | 黑糖 | 爱玉子、山粉圆 |

参考资料：临床营养工作手册、台湾地区食品营养资料库

# 附录5
# 利水食物排行榜

· · ·

## 每份食物含钾量

| 组别 | 第一组<br>0~100毫克 | 第二组<br>100~200毫克 | 第三组<br>200~300毫克 | 第四组<br>>300毫克 |
|---|---|---|---|---|
| 谷薯类 | 燕麦片 | 红薯、玉米、豌豆粒 | 土豆 | 御豆、芋头 |
| 豆、鱼、肉、蛋类 | 蚌壳类、蛋类 | 各式鱼类、鸡肉、瘦畜肉 | | |
| 蔬菜类 | 黄瓜、葫芦、蒲瓜、丝瓜、黄豆芽、水发木耳 | 绿豆芽、玉米笋、甜椒、圆白菜、茭白、芥菜、黄秋葵、苦瓜、洋葱、白菜、牛蒡 | 胡萝卜、麻笋、芦笋、油菜、小油菜、红凤菜、龙须菜、小白菜、生菜、油菜花、西芹、紫甘蓝、芥蓝、番茄、白萝卜、茄子、香菇、平菇 | 川七、苋菜、菠菜、南瓜、空心菜、茼蒿、红苋菜、白凤菜、韭菜、黑甜菜、西蓝花、芹菜、红薯叶、苜蓿芽、草菇、金针菇、柳松菇、猴头菇、莲藕、山药 |
| 水果类 | 菠萝 | 樱桃、香蕉、荔枝、葡萄柚、芒果、杨桃、柳橙、柿饼、黑枣、红枣、榴莲、葡萄干、莲雾、葡萄、巴梨、苹果 | 桂圆干、西瓜、番石榴、番荔枝、白柚、桂圆、牛油果 | 美浓瓜、哈密瓜、木瓜、玫瑰桃、猕猴桃、圣女果、草莓 |
| 坚果种子类 | 杏仁、松子、开心果 | | | |

参考资料：临床营养工作手册、台湾地区食品营养资料库

# 附录6
## 解压食物排行榜
• • •

| 组别 | 第一组<br>100~200毫克 | 第二组<br>200~300毫克 | 第三组<br>300~400毫克 | 第四组<br>>400毫克 |
|---|---|---|---|---|
| 奶类 | 奶片、低脂奶粉、脱脂速溶奶粉、高铁钙脱脂奶粉、高钙高纤脱脂奶粉、低脂低乳糖奶粉 | | | |
| 谷薯类 | 荞麦、薏仁、养生麦粉、爆米花、豌豆粒、玉米、小麦、黑糯米、燕麦粥（海鲜）、糙米、高粱、小米、即食燕麦片、糙米粉、薏仁粉、燕麦、绿豆综合谷类粉、大麦、高纤米、胚芽米、红豆 | 小麦胚芽 | | |
| 豆、鱼、肉、蛋类 | 黑豆、黄豆、豆豉 | 黄豆、黄豆粉、烘烤黑豆 | | |
| 蔬菜类 | 紫菜、野苋、茼蒿 | | | 干海带 |
| 坚果种子类 | 开心果、花生酱、核桃仁（生）、芝麻糊 | 芝麻酱、松子、花生粉、杏仁、花生 | 白芝麻、黑芝麻粉、黑芝麻 | 葵花子、南瓜子、西瓜子 |
| 其他 | 香片茶包、红茶茶包、绿茶茶包、乌龙茶茶包、巧克力 | 咖啡豆（曼特宁） | | 甘草粉、白胡椒粉 |

参考资料：台湾地区食品营养资料库

# 附录7
## 高嘌呤食物排行榜

· · ·

| 食物类别 | 第一组 0~25毫克 | 第三组 300~400毫克 | 第四组 >400毫克 |
|---|---|---|---|
| 奶类及其制品 | 各种奶类及奶制品 | | |
| 肉、蛋类 | 鸡蛋、鸭蛋、皮蛋、猪血 | 鸡胸肉、鸡腿肉、鸡心、猪肚、猪心、猪腰、猪肺、猪脑、猪皮、猪肉（瘦）、牛肉、羊肉、兔肉 | 鸡肝、鸡肠、鸭肝、猪肝、猪小肠、牛肝 |
| 鱼贝类及其制品 | 海参、海蜇皮 | 旗鱼、黑鲳鱼、草鱼、鲤鱼、红鲹、秋刀鱼、鳝鱼、鳗鱼、墨鱼、螃蟹、蚬仔、鱼丸、鲍鱼、鱼翅 | 马鲛鱼、白鲳鱼、鲢鱼、虱目鱼、鲷鱼、白带鱼、乌鱼、吻仔鱼、海鳗、沙丁鱼、草虾、牡蛎、蛤蜊、蚌蛤、干贝、小鱼干、乌鱼皮 |
| 谷薯类 | 糙米、大米、糯米、米粉、小麦、燕麦、麦片、面粉、通心粉、玉米、高粱、土豆、红薯、芋头、冬粉、淀粉、木薯粉、藕粉 | | |
| 豆类及其制品 | | 豆腐、豆腐干、豆浆、味噌、绿豆、红豆、花豆、御豆、黑豆、豌豆 | 黄豆、发芽豆类 |
| 蔬菜类 | 大白菜、圆白菜、菠菜、空心菜、芥菜、生菜、苋菜、芥蓝、芹菜、雪里蕻、菜花、韭菜、韭黄、韭薹、葫芦、苦瓜、小黄瓜、冬瓜、丝瓜、茄子、柿子椒、胡萝卜、白萝卜、洋葱、番茄、木耳、萝卜干、葱、姜、大蒜、辣椒 | 小油菜、茼蒿、四季豆、豇豆、洋菇、杏鲍菇、海带、笋干、金针菇、银耳、罗勒 | 豆苗、芦笋、紫菜、香菇 |
| 水果类 | 橘子、柳橙、柠檬、莲雾、葡萄、苹果、梨、杨桃、芒果、木瓜、枇杷、菠萝、番石榴、桃子、李子、西瓜、哈密瓜、香蕉、红枣、黑枣、葡萄干、桂圆干 | | |
| 油脂类 | 各种植物油、动物油 | 杏仁、花生、腰果 | |
| 其他 | 番茄酱、酱油、糖果、蜂蜜、果冻 | 栗子、莲子、枸杞子 | 肉汁、浓肉汤（汁）、牛肉汁、鸡精、酵母粉 |

资料来源：食物核酸含量及其碱基组成的研究，何威德著

196

## 不复胖日记（第一周）

● 减肥辛苦一阵子，快乐生活一辈子

下周体重　　千克，体脂率　　%

| 日期 | 月　日 星期 | 月　日 星期 | 月　日 星期 | 月　日 星期 | 月　日 星期 | 月　日 星期 | 月　日 星期 |
|---|---|---|---|---|---|---|---|
| 体重/体脂 血压/血糖 | / / | / / | / / | / / | / / | / / | / / |
| 水量/天 | 毫升 | 毫升 | 毫升 | 毫升 | 毫升 | 毫升 | 毫升 |
| 运动种类 /时间 | / 分 | / 分 | / 分 | / 分 | / 分 | / 分 | / 分 |
| 运动强度 | 下/10秒 | 下/10秒 | 下/10秒 | 下/10秒 | 下/10秒 | 下/10秒 | 下/10秒 |
| 睡眠品质 | 差/尚可/佳 | 差/尚可/佳 | 差/尚可/佳 | 差/尚可/佳 | 差/尚可/佳 | 差/尚可/佳 | 差/尚可/佳 |
| 排便 （状况/次数） | / 次 | / 次 | / 次 | / 次 | / 次 | / 次 | / 次 |
| 早餐 | | | | | | | |
| 加餐 | | | | | | | |
| 午餐 | | | | | | | |
| 加餐 | | | | | | | |
| 晚餐 | | | | | | | |
| 加餐 | | | | | | | |
| 心情 | | | | | | | |

# 不复胖日记（第二周）

● 找出想瘦的动机，才有持续变瘦的动力

下周体重 千克，体脂率 %

| 日期 | 月 日 星期 | 月 日 星期 | 月 日 星期 | 月 日 星期 | 月 日 星期 | 月 日 星期 | 月 日 星期 |
|---|---|---|---|---|---|---|---|
| 体重/体脂 血压/血糖 | / / | / / | / / | / / | / / | / / | / / |
| 水量/天 | 毫升 | 毫升 | 毫升 | 毫升 | 毫升 | 毫升 | 毫升 |
| 运动种类 /时间 | / 分 | / 分 | / 分 | / 分 | / 分 | / 分 | / 分 |
| 运动强度 | 下/10秒 | 下/10秒 | 下/10秒 | 下/10秒 | 下/10秒 | 下/10秒 | 下/10秒 |
| 睡眠品质 | 差/尚可/佳 | 差/尚可/佳 | 差/尚可/佳 | 差/尚可/佳 | 差/尚可/佳 | 差/尚可/佳 | 差/尚可/佳 |
| 排便 （状况/次数） | / 次 | / 次 | / 次 | / 次 | / 次 | / 次 | / 次 |
| 早餐 | | | | | | | |
| 加餐 | | | | | | | |
| 午餐 | | | | | | | |
| 加餐 | | | | | | | |
| 晚餐 | | | | | | | |
| 加餐 | | | | | | | |
| 心情 | | | | | | | |

## 不复胖日记（第三周）

● 没有不可能，正确选择比努力更重要

下周体重　　千克，体脂率　　%

| 日期 | 月　日<br>星期 | 月　日<br>星期 | 月　日<br>星期 | 月　日<br>星期 | 月　日<br>星期 | 月　日<br>星期 | 月　日<br>星期 |
|---|---|---|---|---|---|---|---|
| 体重/体脂<br>血压/血糖 | /<br>/ | /<br>/ | /<br>/ | /<br>/ | /<br>/ | /<br>/ | /<br>/ |
| 水量/天 | 毫升 | 毫升 | 毫升 | 毫升 | 毫升 | 毫升 | 毫升 |
| 运动种类<br>/时间 | /　分 | /　分 | /　分 | /　分 | /　分 | /　分 | /　分 |
| 运动强度 | 下/10秒 | 下/10秒 | 下/10秒 | 下/10秒 | 下/10秒 | 下/10秒 | 下/10秒 |
| 睡眠品质 | 差/尚可/佳 | 差/尚可/佳 | 差/尚可/佳 | 差/尚可/佳 | 差/尚可/佳 | 差/尚可/佳 | 差/尚可/佳 |
| 排便<br>（状况/次数） | /　次 | /　次 | /　次 | /　次 | /　次 | /　次 | /　次 |
| 早餐 | | | | | | | |
| 加餐 | | | | | | | |
| 午餐 | | | | | | | |
| 加餐 | | | | | | | |
| 晚餐 | | | | | | | |
| 加餐 | | | | | | | |
| 心情 | | | | | | | |

# 不复胖日记（第四周）

● 放弃是失败的唯一原因，相信自己就会成功

下周体重　　千克，体脂率　　%

| 日期 | 月　日<br>星期 | 月　日<br>星期 | 月　日<br>星期 | 月　日<br>星期 | 月　日<br>星期 | 月　日<br>星期 | 月　日<br>星期 |
|---|---|---|---|---|---|---|---|
| 体重/体脂<br>血压/血糖 | /<br>/ | /<br>/ | /<br>/ | /<br>/ | /<br>/ | /<br>/ | /<br>/ |
| 水量/天 | 毫升 | 毫升 | 毫升 | 毫升 | 毫升 | 毫升 | 毫升 |
| 运动种类<br>/时间 | /　分 | /　分 | /　分 | /　分 | /　分 | /　分 | /　分 |
| 运动强度 | 下/10秒 | 下/10秒 | 下/10秒 | 下/10秒 | 下/10秒 | 下/10秒 | 下/10秒 |
| 睡眠品质 | 差/尚可/佳 | 差/尚可/佳 | 差/尚可/佳 | 差/尚可/佳 | 差/尚可/佳 | 差/尚可/佳 | 差/尚可/佳 |
| 排便<br>（状况/次数） | /　次 | /　次 | /　次 | /　次 | /　次 | /　次 | /　次 |
| 早餐 | | | | | | | |
| 加餐 | | | | | | | |
| 午餐 | | | | | | | |
| 加餐 | | | | | | | |
| 晚餐 | | | | | | | |
| 加餐 | | | | | | | |
| 心情 | | | | | | | |